TU'S DOCH EINFACH

Und endlich kannst du deine Fähigkeiten leben

Das kleine

Mutmacherbuch

von

Melanie T. Shetty

2014

Herstellung und Verlag:

BoD- Books on Demand, Norderstedt
ISBN: 978-3-7519-1620-2

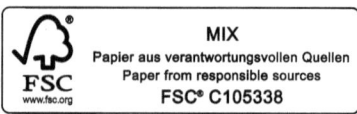

MIX
Papier aus verantwortungsvollen Quellen
Paper from responsible sources
FSC
www.fsc.org
FSC® C105338

Vorwort

Die Vorschläge und Anregungen stellen hier meine Meinung dar. Dennoch kannst nur du selbst entscheiden, ob die hier geäußerten Vorschläge und Ansichten auf dein Leben übertragbar und hilfreich sind.

Einführung

Wie oft habe ich den Satz schon gehört.: „Ich kann das nicht."

Erstaunlicherweise höre ich das oft von Menschen, die ich für intelligenter, mutiger, kommunikativer, überzeugender und sogar tatkräftiger halte, als mich selbst. Also Menschen, in denen ich eine Menge unternehmerischer Qualitäten sehe.

Sie glauben aber fest daran, dass sie es nicht können. Deswegen ziehen sie es nicht mal in Erwägung. Und so nutzen sie nicht das volle Spektrum der Möglichkeiten, die sich uns unsere Gesellschaft bietet.

Angefangen von kleinen Dingen wie: „Kannst du bitte die Wäsche waschen?" – „Nein, ich kann das nicht. Ich weiß nicht, wie die Maschine angeht!" Für mich ist das dann immer ein: „Ich will nicht." Denn wo ein Wille ist, ist doch auch ein Weg, richtig?

„Ich kann das nicht" – Was bedeutet das eigentlich wirklich? In den meisten Fällen doch nur, dass mir noch etwas Zeit fehlt oder oft fehlt auch die Erfahrung.

Genau hier lohnt es sich, genauer hinzuschauen. Denn der Satz ist eben oft ein großer Bremsklotz, was die eigene persönliche Entwicklung angeht.

Denn wenn ich sage: „Das kann ich nicht", dann ist das mir selbst gegenüber ein Killerargument. Ich denke dann nicht mal weiter darüber nach, schließlich kann ich es ja nicht und dagegen kann man eben nichts machen. Punkt! Diskussion beendet!

Dann steckt man fest.

Kann ich es wirklich nicht oder will ich es einfach nicht?
Weiß ich vielleicht nur noch nicht wie es richtig geht? Fehlt mir das Knowhow?
Müsste ich das, was ich noch nicht kann, vielleicht nur noch ein bisschen üben?
Wie und wo könnte ich mit dem Üben anfangen?
Fehlt mir vielleicht einfach nur die Erfahrung?
Traue ich mich vielleicht nur noch nicht? Vor was genau habe ich Angst? Vor dem Scheitern? Vor der Anstrengung? Vor dem, was die anderen sagen könnten? Und will ich mich von meinen Ängsten beherrschen lassen?

Das sind Fragen, die man sich selbst stellen kann, wenn man sich selbst bei der Ausrede erwischt, dass man etwas „nicht könne". Das erfordert natürlich ein bisschen gedankliche Flexibilität und auch Ehrlichkeit mit sich selbst. Es ist nicht einfach, sich solche Fragen zu stellen, aber es ist manchmal notwendig, wenn man weiterkommen will.

Wie ist das bei euch? Wo benutzt ihr es als kleine (oder große) Ausrede euch selbst gegenüber, etwas nicht zu können?

Ich weiß noch genau, dass meine Bekannte dies zu sehr vielen Dingen gesagt hatte. Ob es um eine Sache im Haushalt ging, oder in der Schule. Manche Sätze graben sich aber so tief in das Unterbewusstsein ein, dass man sie nie wieder loswird, z.B. „Mathe liegt dir nicht", „Du bist unmusikalisch" oder „Du bist einfach faul". Als Kind saugt man dieses Erwachsenenwissen auf wie ein Schwamm und glaubt all dies. Wenn man sich ständig einredet, man sei schlecht in Mathe und man könne dies nicht, dann ist das auch so. Schon Gandhi hat einmal gesagt: „Der Mensch wird oft zu dem, was er zu sein glaubt."

Traut man einem Kind viel zu, wird es an seine Fähigkeiten glauben und weit kommen; traut man ihm wenig zu, wird es mit hoher Wahrscheinlichkeit in den Startlöchern stecken bleiben.

Bei mir war es so, dass ich einfach die Dinge immer gemacht habe. Ich muss dazu aber auch sagen, dass meine Eltern bei mir als viertes Kind auch nicht mehr so streng waren, wie bei den anderen. Ich hab es einfach immer alles getan. Ob in der Bäckerei gearbeitet, Zeitung ausgetragen, Wohnung bei der Oma geputzt – ja, man kann wirklich alles, wenn man will.

Natürlich gibt es auch hier gewisse Grenzen. Ich bin zum Beispiel mit Sicherheit ungeeignet, ein Auto zu reparieren. Schon allein all die Teile und das ganze Elektrozeugs – nein, dass könnte ich wirklich nicht. Aber so hat halt auch jeder seine Stärken. Es lohnt sich sie aufzuspüren.

Selbst wenn ich etwas probiere, und es halt eben nicht so toll klappt. Vielleicht klappt es dann beim nächsten Mal. Dann ist der Kuchen eben schief, schmecken tut er bestimmt trotzdem.

Denkt mal an eure Freunde, oder Kinder, jemand, der euch im Moment die größten Sorgen bereitet. Was kann er oder sie gut? Wo sind positive Ansätze? In der Kindheit entwickeln wir uns noch mit hoher Geschwindigkeit, der erste Eindruck kann morgen schon veraltet sein. Worte können einschränken, aber genauso gut stark und mutig machen. Anstatt mal zu sagen: „Das Abi schaffst du doch nie", könnte man auch sagen: „Tu's einfach, du schaffst es, wenn du hart genug dafür kämpfst und lernst." Und ich glaube, dann geht auch das Umfeld ganz anders mit einem um. Wenn man selbst anfängt, mehr an sich zu glauben, und die Dinge einfach mal probiert und angeht, dann ist es wie mit dem Korn im Acker: Mit der richtigen Mischung aus Sonne, Wasser und Dünger kann daraus eine Pflanze mit tiefen Wurzeln wachsen. Aber halt! Eines braucht es noch, den Glauben daran, dass der Samen gut und die ganze Mühe nicht umsonst ist!

Inhaltsverzeichnis

Kapitel 1

… Eine schwierige Matheaufgabe lösen

Zugegeben, ich hatte früher auch nie großartige Lust, mich stundenlang hinzusetzen, und zu üben. Üben ist manchmal mühselig und langweilig. Aber, von nichts kommt auch nichts.

Gott sei Dank waren meine Eltern streng genug. Nach der Schule musste ich mich erst einmal hinsetzen, und alle Hausaufgaben machen. Vorher gab es kein Treffen mit den Freunden, geschweige denn etwas Fernsehen. Was auch vollkommen richtig so ist! Ich dachte immer, ich sei in Mathe nicht gut, oder einfach nicht gut genug. Dank strenger Lehrerin und einem super Nachhilfelehrerin schaffte ich es dann aber bis zur Note 1-. Und warum?

Manchmal haben die Leute auch einfach nur Angst zu versagen, und versuchen es gar nicht, die schwere Aufgabe zu lösen. Angst ist wie ein Gefängnis. Alles ist darin eingeschlossen, dein Denken und dein Handeln. Und die Angst blockiert auch alles im Kopf.

Daher: einfach sich mit jemand anderen an die Aufgabe herantrauen. Vielleicht sieht das Ganze aus einem anderen Blickwinkel viel einfacher aus. Und manchmal bedarf es auch eben etwas Zeit, um das Ganze zu verstehen und lösen zu können.
Es hilft manchmal sehr, die Übung mit einem Freund oder Verwandten anzuschauen. Ein starkes Team – so hat man vielleicht weniger Angst vor der Aufgabe. Wie man das macht? Tja, üben, was das Zeug hält! Und ob man glaubt oder nicht, zu zweit

macht es meist noch viel mehr Spaß, so spröde und langweilig die Herausforderung gerade auch ist.

Und wenn das alles nicht hilft, dann geh raus an die frische Luft! Man glaubt gar nicht, was so ein Tapetenwechsel alles bewirken kann. Das ist das Allerbeste. Schon beim Verlassen des Hauses werden in deinem Gehirn neue Ideen entstehen, neue Sichtweisen.

Ich frage mich auch manchmal, warum Mädchen so große Angst vor Mathematik haben. Früher hat eine Lehrerin sogar zu uns gesagt: „Mädchen sind einfach schlechter in Mathematik als Buben, dafür können sie besser lesen." Tja, aber eigentlich ist das doch ein Fehler, denn meistens erfüllt sich so eine Prophezeiung, wenn sie einem nur oft genug wiederholt wird. Seien wir doch mal ehrlich, wenn man dir sagt, du kannst das nicht, nimmt man dir das Selbstvertrauen und wir scheitern an der Aufgabe.

Eine Pisa-Studie ergab ja sogar, dass Mädchen wirklich mehr Angst vor Mathe haben, als Jungs. Und gerade für uns Mädels wäre es doch wichtig, diese Angst abzulegen, denn wie schon gesagt, so eine Furcht beeinflusst den Lernerfolg maßgeblich.

Andererseits kommt noch die große Erwartungshaltung der Eltern hinzu, sie wollen ihre Sprösslinge in allen Bereichen puschen. Und das kann auch deine Abneigung gegenüber Mathematik und der Mathearbeit verstärken.

Wenn Buben vermehrt mit technischen Spielzeugen und Bauklötzen spielen, dann schult das ihr räumliches Vorstellungsvermögen. Mädchen hingegen – das ist wissenschaftlich erwiesen – sprechen mehr als Knaben, was die Affinität zur Sprache fördert. Im Teenager-Alter klaffen neue Lücken. Während Mädchen lieber lesen, setzen sich Jungen vermehrt mit Computerspielen auseinander. Gerade die oft verschrienen Ego-Shooter fördern das für die Mathematik wichtige räumliche Denken.

Sollten wir die Mädchen also nicht nur für die Mathematik motivieren, sondern ihnen auch vermehrt Jungenspielzeug geben; den Knaben hingegen Puppen ins Kinderzimmer legen? Also ich will das nicht – und ich glaube auch nicht, dass die jüngere Generation so begeistern davon wäre.

Um mathematische Aufgaben zu lösen, muss man oft eine eigene Strategie entwickeln und kann nicht einen gelernten Lösungsweg verfolgen. Das braucht Mut. Mädchen trauen sich oft weniger, von einem vorgegebenen Muster abzuweichen.

Und ich würde sagen, bei der nächsten Klausur zeigst du's allen und überzeugst die Lehrer vom Gegenteil! Denk dran: Yes you can!

Kapitel 2

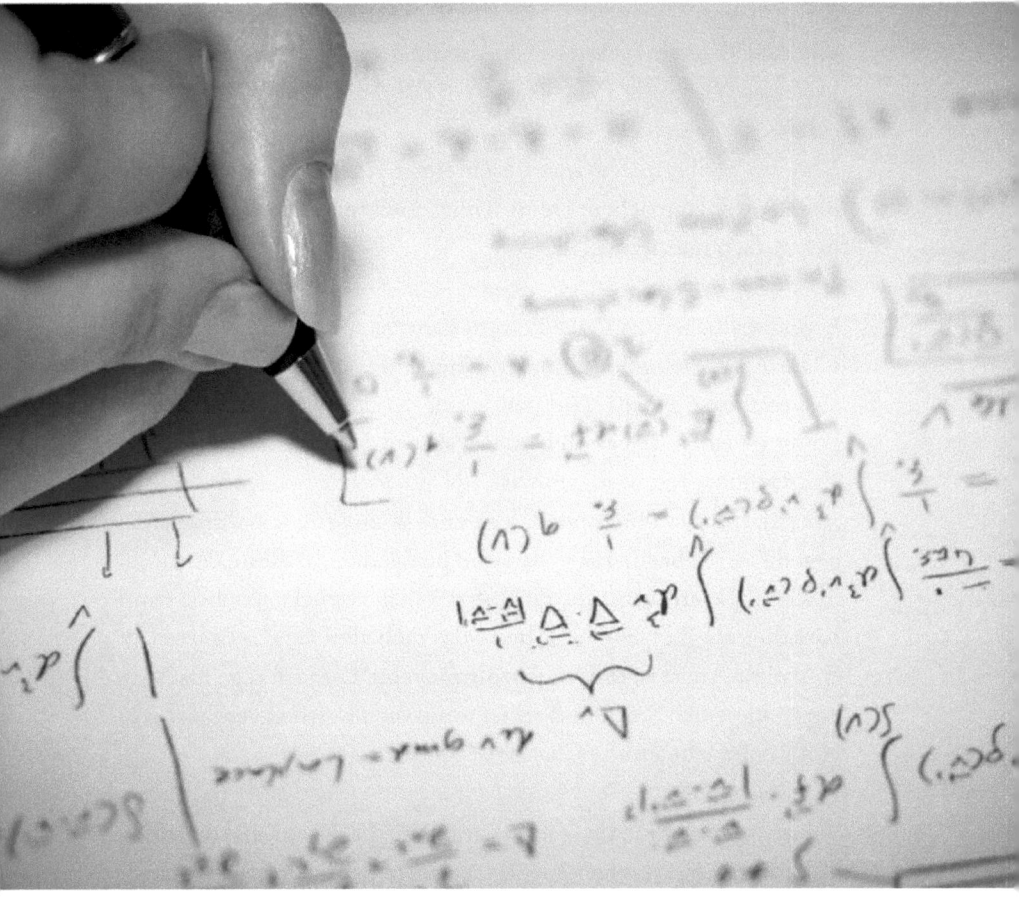

... Ich kann die Prüfung morgen nicht schreiben!

Wenn wir schon mal beim Thema sind. Ja, auch diesen Satz habe ich oft gehört und mit Sicherheit auch schon mal gesagt.

Erst einmal beruhigen. Setz dich hin und geh noch mal alles durch, und wenn du was nicht verstehst, ruf nochmal jemanden an oder frag zu Hause nochmal nach, ob jemand helfen kann. Umso besser man vorbereitet ist, umso weniger aufgeregt ist man. Mit Panik macht man es nicht gerade besser.

Angst schränkt dein Denken ein und plötzlich siehst du Probleme, wo du ohne Angst oder Herzklopfen ganz zuversichtlich wärst und klar denken könntest. Und wenn es ganz schlimm kommt, hast du irgendwann sogar Angst vor der Angst.

Und am Schlimmsten ist es, sich einen Abend vor der Prüfung noch Angst zu machen. Denn schnell nochmal alles durchblättern macht dich nur nervös!

Ja und die liebe Panik, die kommt dann ein paar Minuten vor der Klausur aus heiterem Himmel daher. Es werden Stresshormone ausgeschüttet, einem wird ganz schlecht und wenn es ganz dick kommt – einen Blackout! Und das alles in Sekundenschnelle ohne Vorwarnung. Ich weiß, ich weiß …!
Aber das musst du stoppen. Um ehrlich zu sein, ich würde ganz gechillt an die Sache ran gehen und probieren, das Beste daraus zu machen. Denn wenn du dich jetzt noch verrückt machst, dann hast du ganz plötzlich ein Chaos, das dich alles vergessen lässt.
Und diese Angst ist doch auch anstrengend. Lerne in regelmäßigen Abständen dein Stoff, und selbst wenn du die Arbeit verhaust – es gibt immer eine zweite Chance.

Wenn du immer in Angst lebst, sitzt du irgendwann mal nur noch als zitterndes Häufchen Elend da und traust dich vielleicht auch gar nicht mehr zur Schule, Berufsschule oder Uni.

Du selbst hast das Zeug zum Wunderdoktor und kannst es ändern. Hör dein Lieblingslied und schließ die Augen. Esse ein leckeres kleines Stück Schokolade. Oder schreib deinem Liebsten noch einmal „Ich liebe Dich."

Aber was hilft dir nun dagegen? Hier nochmal die besten Tipps:

1. Vorbereitung ist das A und O

Ganz abstellen wird man die Prüfungsangst wohl nie können. Es geht aber darum, sie auf ein Minimum zu reduzieren. Und dazu ist eine umfassende Vorbereitung erforderlich. Denn die Prüfungsangst motiviert zum Vorbereiten. Wer hat wohl größere Angst kurz vor Antritt zur Prüfung? Diejenigen, die sich gut vorbereitet, oder jene, die sich kaum vorbereitet haben? Eben!

2. Lass die Angst zu – ist doch nicht schlimm!

Auch für die Prüfungsangst gilt: du musst dich der Angst stellen, sie zulassen, sie akzeptieren. Wenn du dich zu viel mit der Angst beschäftigst, wird das Angstmonster damit nur gefüttert. Nutze sie als Antrieb!

3. Stell dir die Prüfung bildlich vor!

Stell dir also vor, wie du auf jede Frage eine Antwort weißt, jede Aufgabe mit Bravour löst. Dieses bewusste Abrufen positiver Bilder motiviert und reduziert die Prüfungsangst.

4.Simulier die Prüfungssituation

Trainiere die Prüfungssituation, z.B. eine mündliche Prüfung. Du trittst in einen Raum, wo sich deine Familie als Kommission platziert hat und dich abfragt.

5. Sei ruhig!

Positiv denken! Auch wenn das abgedroschen klingen mag. Negative Gedanken schüren die Prüfungsangst. Wer sich schon von vornherein alle negativen Szenarien ausmalt, trägt nicht allzu viel dazu bei, diese zu verhindern. Wenn das kleine Plappermaul im Kopf auftaucht und versucht, negative Stimmung zu machen, sag dir innerlich: „Halt die Klappe!"

6. Tausch dich mit anderen aus

Man ist selten alleine mit der Prüfungsangst. Anderen geht es nicht anders. Dieser Austausch, dieses „Teilen" der Angst, tut gut.

7. Keine Angst vor der Angst

Auch die Angst vor der Angst ist ein weitverbreitetes „Phänomen". Man befürchtet, dass die Prüfer die eigene Angst und Nervosität bei der Prüfung wahrnehmen und was weiß ich daraus schließen könnten. Auch sollte man sich bewusst machen, dass die eigene Nervosität von Außenstehenden häufig gar nicht wahrgenommen wird.

8. Denk dran, es gibt Schlimmeres

Einen ehemaligen Schulkollegen schien jede Prüfung kaltzulassen. Er hatte sich kaum vorbereitet. Dennoch war er bei der Prüfung die Ruhe selbst. Als er wieder mal einen Test aufgrund unzureichender Vorbereitung nicht bestanden hatte, meinte er nur: „Es gibt Schlimmeres!" Deshalb: Prüfungsangst hat auch viel mit deiner eigenen Einstellung zu tun. Man setzt sich oft selbst zu viel unter Druck.

9. Entspannungsübungen

Regelmäßig durchgeführte Entspannungsübungen sind auch hervorragend zur Bewältigung der Prüfungsangst geeignet.

Kapitel 3

… ich kann nicht kochen!

Ich stand daneben und konnte es nicht fassen. „Ich kann nicht kochen", sagte mein Mann, und ich fragte mich, wie er sein Leben bis heute hin bekommen hatte? Und tatsächlich, ein Spiegelei gut, aber mal ein Stück Fleisch anbraten? Da wird nicht einmal gewartet, bis das Öl oder die Butter heiß ist, nein, alles direkt in die Pfanne. Genauso mit Tiefgefrorenem.

Ich gebe zu, ich musste nie kochen. Das hat bei uns immer mein Vater gemacht. Meine Küchenkarriere fand ihren Anfang, als ich mit 18 Jahren alleine ins Ausland bin. Ich war überzeugt: Wer es will, kann es auch. Denn Kochen hat mit ausprobieren zu tun, mit Mut und der Bereitschaft, Zeit und Mühe zu investieren. Und vor allem: mit Lust am Essen. Okay, auch hier ein Geständnis. Am Anfang waren es immer nur Reis oder Nudeln mit Tomatensoße. Aber dann versuchte ich, mich zu steigern.

Und so geht heute deine Mission los: Das wichtigste ist die Idee, dass Kochen nicht Zweckbeschäftigung ist, sondern freudeerfüllte Umsetzung von etwas, das wir ohnehin tun müssen, vergleichbar, auch im Genussfaktor, mit Duschen oder Schlafen.

Als zweites, kämpfe gegen die Idee, dass es komisch ist, wenn es länger dauert, ein Gericht zuzubereiten, als es aufzuessen. Das ist normal, denn wir essen grundsätzlich sehr schnell.

Der dritte Schritt: das Anfänger-Kochbuch, davon gibt es in jedem Buchladen mehrere Regalmeter, für alle Stufen des Anfängerdaseins. Wer nicht weiß, wie man ein Messer hält, wird da genauso fündig wie jemand, der schon mal das Wort „blanchieren" in einem Rezept gelesen hat.

Am besten fängt man an, indem man mit jemandem zusammen kocht, der das sehr gut kann, deswegen habe ich meinem Mann letztes Jahr einen Kochkurs nur für Männer geschenkt. Und es hat ihm sehr gefallen, und Spaß gemacht!

Okay, nicht jedem liegt vielleicht ein toller Nudelauflauf, aber dafür hast du vielleicht Talent für einen tollen Salat.

Nächster Schritt daher: Was sind die drei wichtigsten Dinge zu Hause? Brot, Käse, Ei. Dann mit offenen Augen durch die Küche gehen. Was habe ich noch da? Was könnte wie zusammen passen?

Es muss ja nicht immer ein 5-Gang-Menü sein.
Und siehe da, vor einigen Monaten gab es ein super Dinner. Wenn man es gemein sagen will, Bratkartoffel. Wenn man es liebevoll sagt, die beste Freitagabendwohlfühlcouchmahlzeit, die ich in den letzten Jahren aß.

Also, wenn du das hier befolgst, bist du auf dem richtigen Weg. Und wenn nicht, kannst du es immer noch sein lassen.

1. Such Dir ein Kochbuch aus, das Dir gefällt. Probiere fünf einfache Gerichte aus. Dann leg es weg und überlege, was Du gerne können würdest, weil Du es gerne isst.

2. Leg' Dir einen Grundstock an Dingen zu, die in jedem Haushalt da sein sollten, also: außer Klassikern wie Salz, Pfeffer, einige Gewürze und Gemüsebrühe, Zwiebeln und Knoblauch, Hefe und Backpulver, Mehl, Zucker, Nudeln, Reis, pürierte Tomaten, tiefgefrorenes Gemüse für Notfälle.

3. Wenn Du das erste Mal Größeres kochst, dann für gute Freunde, die Dir ehrlich sagen, wie es geschmeckt hat.

4. Wenn etwas nicht funktioniert hat, probiere ein anderes Gericht aus. Es muss nicht immer alles perfekt sein.

5. Koche nie mit Heißhunger.

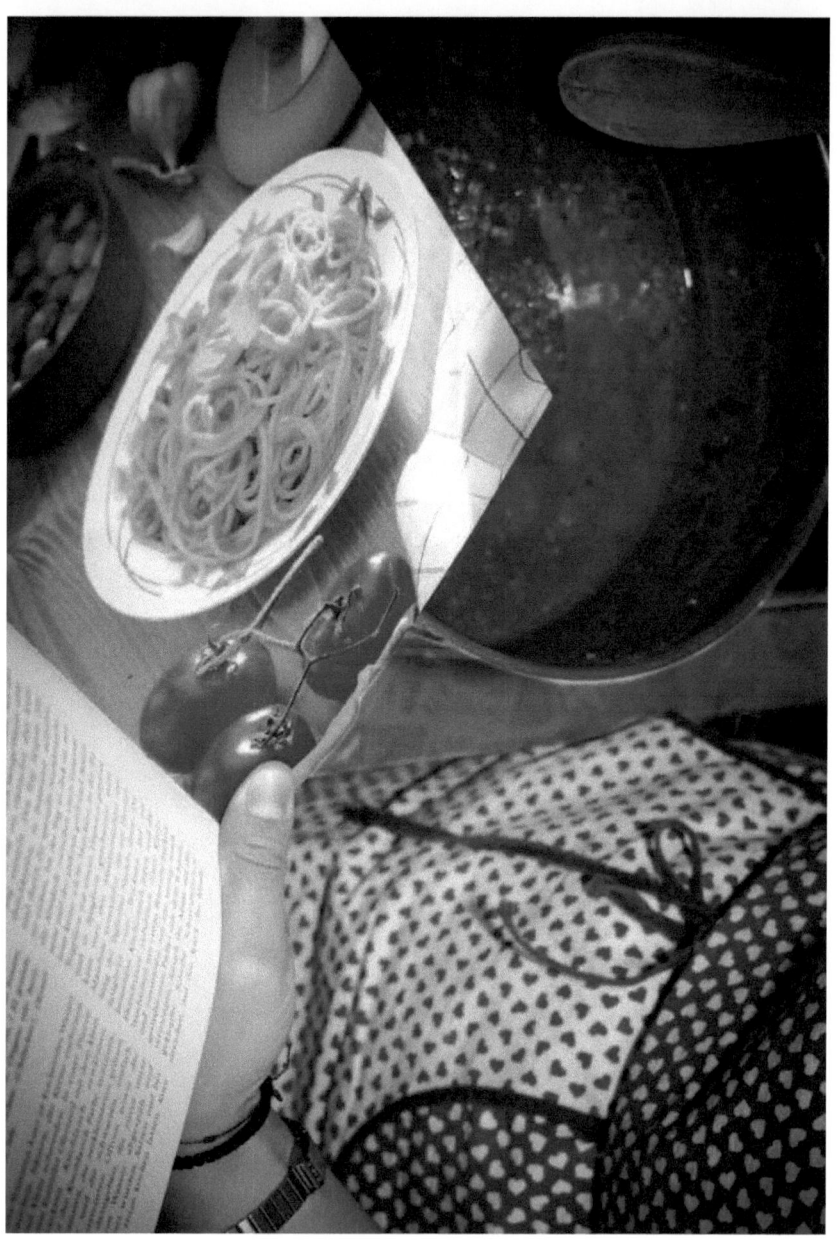

Kapitel 4

... alleine in Urlaub fahren

Hab ein sehr gutes Beispiel im Bekanntenkreis. Single, und hat wie jeder andere auch seine 30 Tage Urlaub und würde so gerne mal nach Barcelona oder andere Ziele anpeilen. Aber, da er nicht alleine vereisen möchte, und auch keine Mitreisende findet, bleibt er halt daheim.

So sitzt er da, obwohl er hier und jetzt einen Flug und Hotel buchen könnte, aber macht es nicht, weil er ja mit niemand dort die Erlebnisse teilen oder zu Abend essen könnte. Dann ist er traurig, weil er einerseits urlaubsreif ist, und andererseits so gerne sich andere Ländern anschauen möchte.

Vielleicht war ein Single-Urlaub mal nicht so toll – gut, aber dann muss man sich überlegen, aus welchen Gründen damals der Allein-Urlaub ein Reinfall war. Was genau hat dich gestört? Wenn du das überdenkst, kannst du vielleicht trotz allem nochmals alleine reisen und dabei versuchen, die Faktoren, die letztes Mal für den Reinfall verantwortlich waren, zu vermeiden.

Ich bin damals mit 18 Jahren das erste Mal alleine auf Reisen gegangen. Und ich würde es genauso wieder machen. Jedoch habe ich mich damals für Sprachschulen entschieden. Egal wie alt man ist, auf solchen Sprachschulen ist jeder alleine. Und man findet unglaublich schnell Freunde. Denn in diesen paar Wochen ist ja jeder alleine – alle in der gleichen Situation. Fremdes Land, fremde Sprache. Und von der Schule aus werden dann auch Ausflüge organisiert. Mir war es egal, ob mein Gegenüber schon 40 Jahre alt ist. Spielt keine Rolle. Hauptsache, man kann in dem Augenblick mit neuen Leuten Erlebnisse teilen.

Heutzutage gibt es ja auch Unmengen an Gruppenreisen und sogar Singlereisen. Angefangen von Tagesfahrten nach Zürich, Paris oder Venedig. Das ist ein kleiner Anfang.

Im nächsten Schritt kann man sich dann Wochenendausflüge aussuchen – vielleicht mit ein oder zwei Übernachtungen. Auch wenn man dann abends vielleicht alleine im Zimmer ist, aber tagsüber erkundet man ja mit der Gruppe das Reiseziel.

Man muss sich nur einen kleinen Ruck geben. Gleichgesinnte findet man doch immer. Die Vorstellung, alleine in den Urlaub zu fahren, ist für viele Menschen eher unangenehm als attraktiv. Ich weiß, ich weiß … Langweilig, einsam. Doch wer seinen Urlaub richtig plant, wird feststellen, dass es sich auch lohnt, die freien Tage ganz ohne Begleitung in der Ferne zu verbringen.

Wie der „Focus" dieses Jahr berichtete, liegen Single-Reisen total im Trend. Von der Kreuzfahrt bis zum Adult Only Hotel gibt es zahlreiche Angebote. Und man muss nicht unbedingt Single sein. Schließlich ist nicht jeder, der ohne Begleitung verreist, daran interessiert, einen Partner zu finden oder aufregende Kontakte zu knüpfen.

Es gibt sicherlich auch viele, die sich einfach mal auf sich selbst konzentrieren und unabhängig vom Partner oder von Freunden genau das unternehmen möchten, worauf sie schon immer Lust hatten.

Eine solche Reise lohnt sich nicht zuletzt schon deshalb, weil du keine Kompromisse eingehen musst. Weder bei der Wahl des Reiseziels, noch bei den Unternehmungen vor Ort.

In diesem Sinne, ran an das buchen! Vielleicht wird der Nächste Urlaub ein voller Erfolg zwischen abendlichen Shows, Partyspiele oder Sport- und Ausflugsprogrammen!

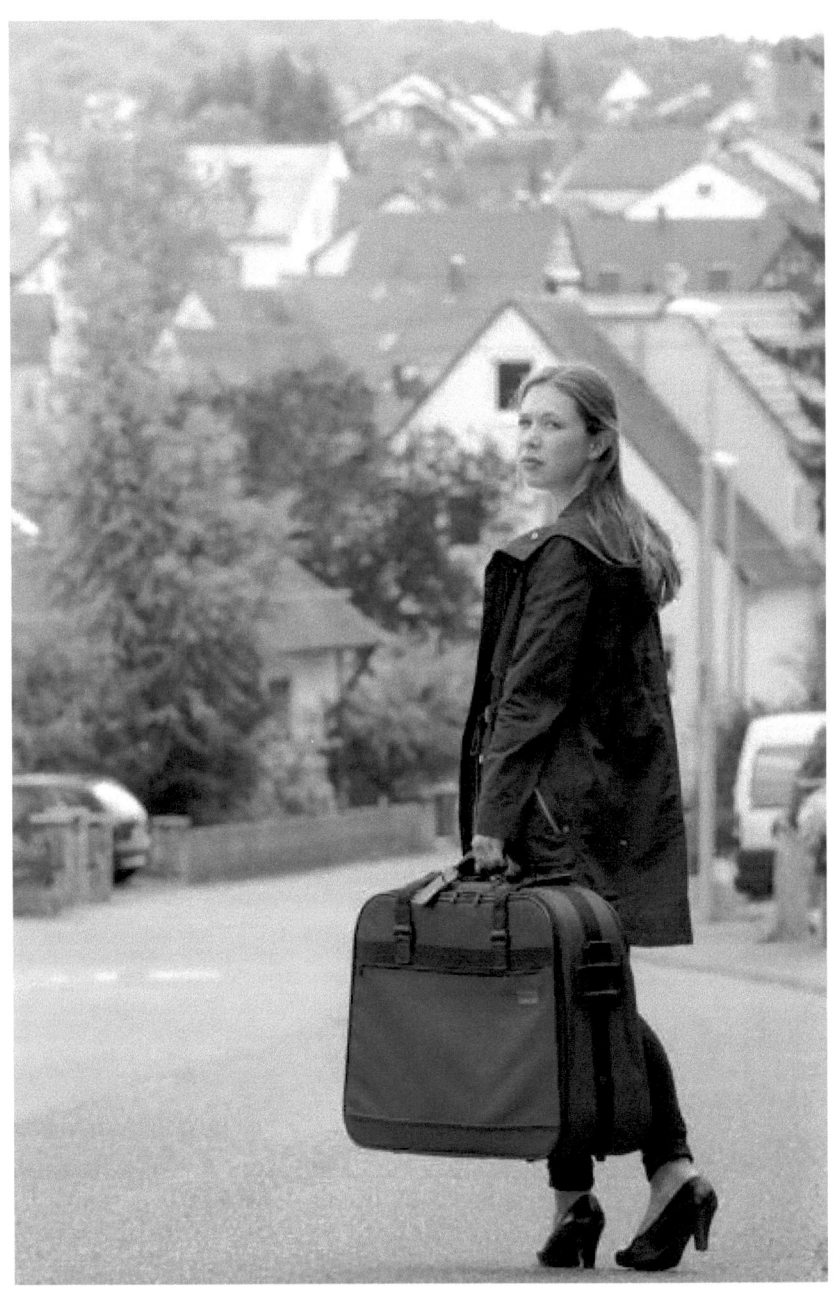

Kapitel 5

... abends noch zum Sport

Wie ich es gehasst habe, wenn ich gerade schön auf der Couch saß, und mein Mann dann meinte: „Sollen wir noch ins Fitnessstudio gehen?" – Nein! Natürlich nicht! *Ich bin vor 30 Minuten nach Hause gekommen, habe eben erst gegessen, vielleicht später.*

Tja, aber aus dem *später* wurde nie was, denn wenn man sich einmal auf den faulen Po gesetzt hat, und dann vielleicht noch das Lieblingsprogramm im Fernsehen läuft – dann ist vorbei!

So habe ich es gute sechs Monate ausgesessen, und das Fitnessstudio hat schön Geld kassiert, obwohl ich nicht einmal dort war. Entweder war es mir zu kalt, um hinzulaufen. Dann regnete es. Am nächsten Tag lief vielleicht wirklich etwas Gutes im Fernsehen ... immer Ausreden!

Dabei ist es gar nicht so schwer! Durch eine Freundin, die mir Gott sei Dank Motivation schenkt, gehe ich nun jeden zweiten Tag. No matter what!

Es geht nicht darum, abzunehmen. Einfach nur, um ein wenig fitter zu sein. Die ersten Tage, Stunden, Wochen – wie man es auch sagen möchte – sind die Schlimmsten! Man hat schnell den Drang, aufzugeben. Wenn man aber die ersten 14 Tage durchgestanden hat, und dann vielleicht schon das Gewicht oder die Wiederholungen erhöhen kann, fühlt man sich toll. Es ist ein richtiges Glücksgefühl!

Natürlich gibt es auch immer wieder Tage, wo man denkt, heute nicht. Und dann noch all die tollen technischen Innovationen, die uns schon zum Standard geworden sind und den Alltag auf unterschiedlichste Wiese erleichtern. Und in manchen Jobs wird in vielen Bereichen immer weniger das Berufsleben von Bewegung und körperlicher Arbeit geprägt.

Ich sitze zum Beispiel den ganzen Tag am Schreibtisch. Und oft aus Stress oder kleinem Hunger esse ich dann noch nebenher Süßes. Und das rächt sich!

Und dabei gibt es genug Möglichkeiten, sich vor, während oder nach der Arbeit noch körperlich zu betätigen. Du musst ja nicht unbedingt ins Fitnessstudio gehen, wenn es dir nicht liegt. Dann gibt es sicherlich Angebote der Gemeinde, oder Gruppen, die Yoga, Pilates, oder Walken anbieten.

Wichtig ist, dass man sich regelmäßig und ausgewogen bewegt. Die mangelnde Bewegung nach einem neun-Stunden-Tag im Büro kann man nicht einfach kompensieren, in dem man abends nur auf der Couch sitzt.

Also, sag deinem inneren Schweinehund den Kampf an! Für den Weg in die zweite Etage musst du morgen nicht den Aufzug nehmen, sondern die Treppe. Und wenn der Weg nicht zu weit ist, dann mit dem Rad zum Büro oder wenigstens bis zur nächsten Haltestelle fahren.

So lange es die Möglichkeit gibt, dass du dich selbst trainieren und positiv verändern kannst, solltest du die Chance nutzen!

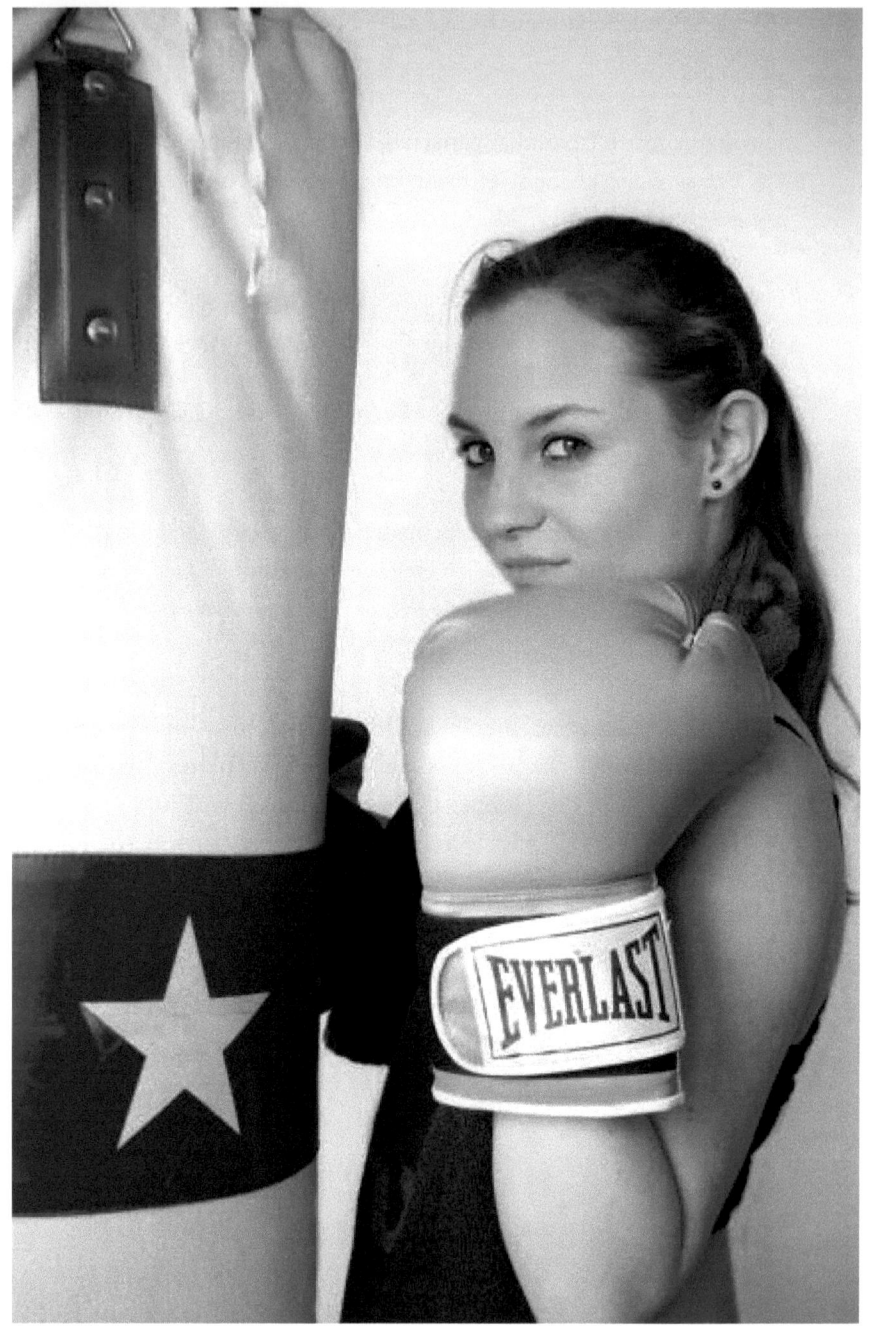

Kapitel 6

... die Ernährung umstellen

Und wenn wir grad schon beim Thema sind, oftmals gehört zum Sport auch die richtige Ernährung.

Gewohnheiten abzulegen ist schwer, sogar manchmal verdammt schwer. Und oftmals ist es eher eine Gefühls-, als eine Kopfsache. Denn das Gehirn weiß, dass jeden Tag Süßes nicht gut ist. Aber mal hat der emotionale Bereich die Oberhand, mal der Handlungsbereich, aber einander ausschalten, das geht nie.

Und deshalb sind dein Denken und deine Erlebnisse auch immer von irgendwelchen Gefühlen oder Stimmungen beeinflusst. Da hat man Stress, und als Lösung sieht man die Tafel Schokolade, die da in der Schublade rumfährt. Oder man fühlt sich zu Hause ungeliebt und einsam, und isst heimlich nachts den Kühlschrank leer.

Manchmal ist das ja gar kein Problem, aber manchmal kann es auch richtig lästig sein. Oftmals gewöhnt man sich dann dran, jeden Tag mehrere Schokoriegel zu essen. Oder andere trinken jeden Tag ihre Flasche Cola. Aber ob das so gesund ist?

Leider kommt es immer häufiger dazu, dass das Ganze überhandnimmt und man schnell an Gewicht zulegt. Da dann wieder runter zu kommen, das ist schwierig.

Eine Diät zu machen, das bringt nur ein paar Wochen etwas, denn danach folgt der Jo-Jo-Effekt. Also, lieber dauerhaft die Ernährung umstellen. Wichtig ist, dass man weiterhin mit dem Essen zufrieden ist, nur so schafft man eine dauerhafte Umstellung. Demnach, so wenig verändern, wie zum Wohlfühlen nötig.

Am Morgen sind Kohlenhydrate absolut okay, nur abends eben nicht. Lieber früh morgens das leckere Brötchen, aber die Schnitte am Abend wird durch Salat oder Fisch ersetzt. Und ja, ist vielleicht am Anfang etwas ungewohnt, aber gar nicht so schwierig. Der Mensch ist sowieso ein Gewöhnungstier. Man gewöhnt sich nach zwei bis drei Wochen an alles. Wirklich!

Was ich noch wichtig finde, ist, sich nichts zu verbieten! Wenn man mal an einem Tag Lust auf ein Dessert hat, dann isst man es. Denn wenn etwas verboten ist, ist auch die Versuchung größer.

In diesem Sinne: Gönn dir ab und zu mal etwas und gehe ein wenig öfter an die frische Luft oder in den Sport!

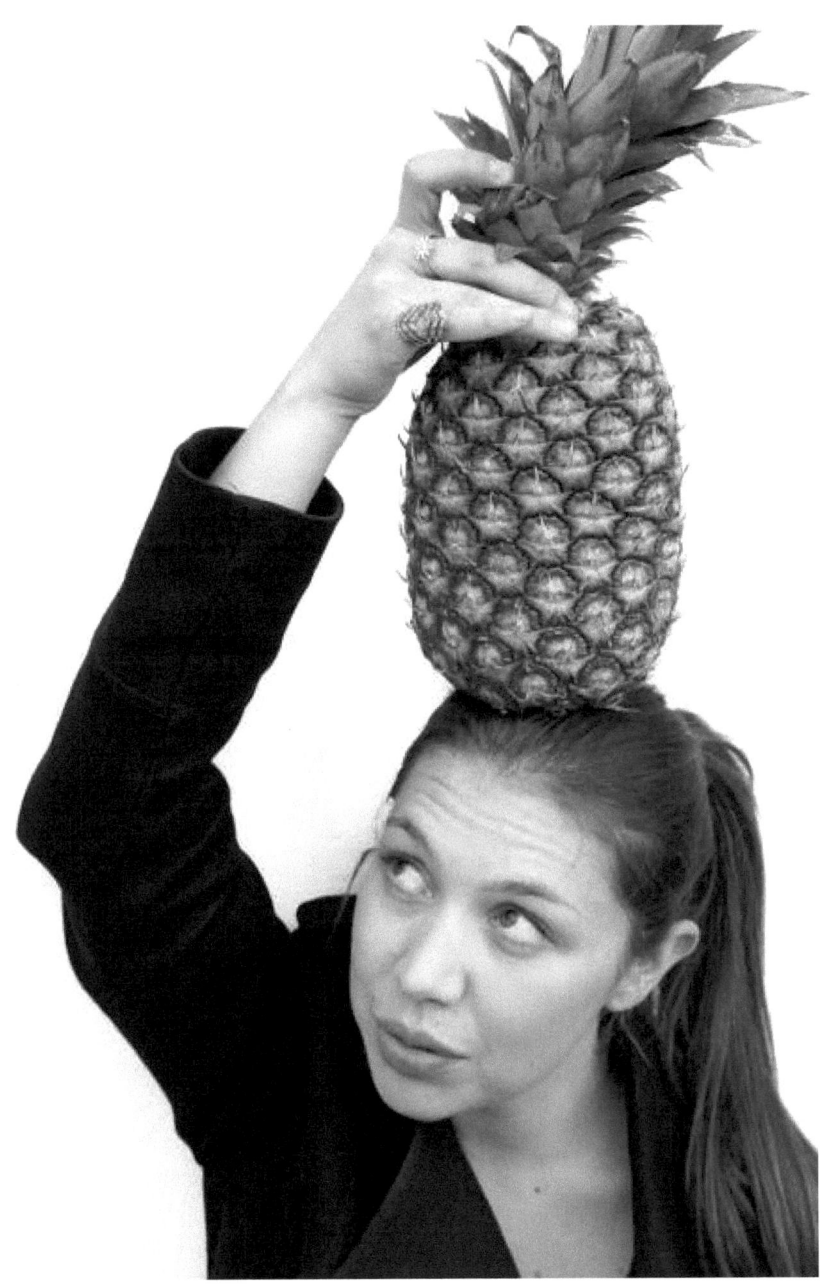

31

Kapitel 7

… Typ verändern

Da gibt es doch tatsächlich Leute, die sich noch nie die Haare gefärbt haben. Eine Kollegin zum Beispiel, die sich unglaublich gerne die Haare blond färben lassen würde, aber es sich nicht traut. Na Mensch Mädel, tu's doch einfach! Bevor man es nicht probiert, kann man doch nicht wissen, ob es einem steht?!

Meine Mutter kann ein Lied davon singen, wie oft ich meinen Typ früher geändert habe. Von Locken zu kurzen glatten Haaren. Blonde, schwarze oder rote Haare. Mal im Hip-Hop-Style angezogen, dann wieder eine Zeit lang elegant mit den höchstens Pumps. Man muss doch mal etwas ausprobieren.

Was ich damals in St. Thomas, USVI, super interessant fand, dass sich die Latinas nach der Trennung die Haare kürzer schneiden. Einfach als ein Zeichen für ein neues Leben, eine Typveränderung. Und mir erging es dann vor Ort nicht anders. Nach der Trennung von meinem Ex habe ich mir radikal die Haare ganz kurz schneiden und hellblond färben lassen. Gut, im Nachhinein ein riesen Schwachsinn – aber damals tat es einfach gut, etwas Neues zu tun.

Manchmal ist es eben so, dass man gewisse Dinge durchgemacht hat. Man trägt fünf Jahre die gleiche Frisur und Haarfarbe, eigentlich so, wie immer. Und dann schaut man in den Spiegel und fühlt sich eines Tages fremd. Das Leben hat sich vielleicht die letzten Monate drastisch geändert. Man ist schlanker geworden, ein neuer Beruf, Single, und und und…

Inzwischen ist man in diesem „neuen Leben" angekommen und genießt es. Durch den Gewichtsverlust musste man sich neue Kleidung zulegen und will vielleicht noch mehr an sich verändern.

Wer sich nicht gleich traut, es gibt im Internet auch verschiedene Fotomontage-Programme. Vielleicht etwas kurzes, Freches und platinblond. Aber zu dem Punkt, das dann wirklich anzugehen kommt auch die Frage, wie reagieren die anderen (vor allem auf der Arbeit). Aber da sollte man sich gar keine Gedanken drüber machen. Das Umfeld tut sich mit Veränderungen häufig schwer, weil diese mit sich bringen, dass der Einzelne wieder hinschauen muss – es ist bequem und vertraut, mit fixen Bildern im Kopf zu leben. Und irritierend fest zu stellen, dass diese gar nicht mehr der Realität entsprechen, auf jeden Fall aber lohnend, einen Abgleich zu machen, und den fraglichen Menschen neu einzuordnen.

Wenn sich das Leben so stark verändert, müssen alle alten Haare weg! Und ja, gerne radikal, ein symbolischer wie haariger Schnitt mit der Vergangenheit! Das befreit!

Und im Grunde genommen geht es ja auch darum.

Trau dich doch mal, dir Strähnchen machen zu lassen. Überfärben kann man es doch eh wieder!

Und wenn du mal anfangen willst, grün zu tragen, dann mach das. Auch wenn dir vielleicht die Freunde sagen „Ne, ein grüner Pulli steht dir nicht!" – probier's aus! Vorher wirst du nie wissen, ob es zu dir passt.

Lass dir Zeit, und folge deinen Impulsen.

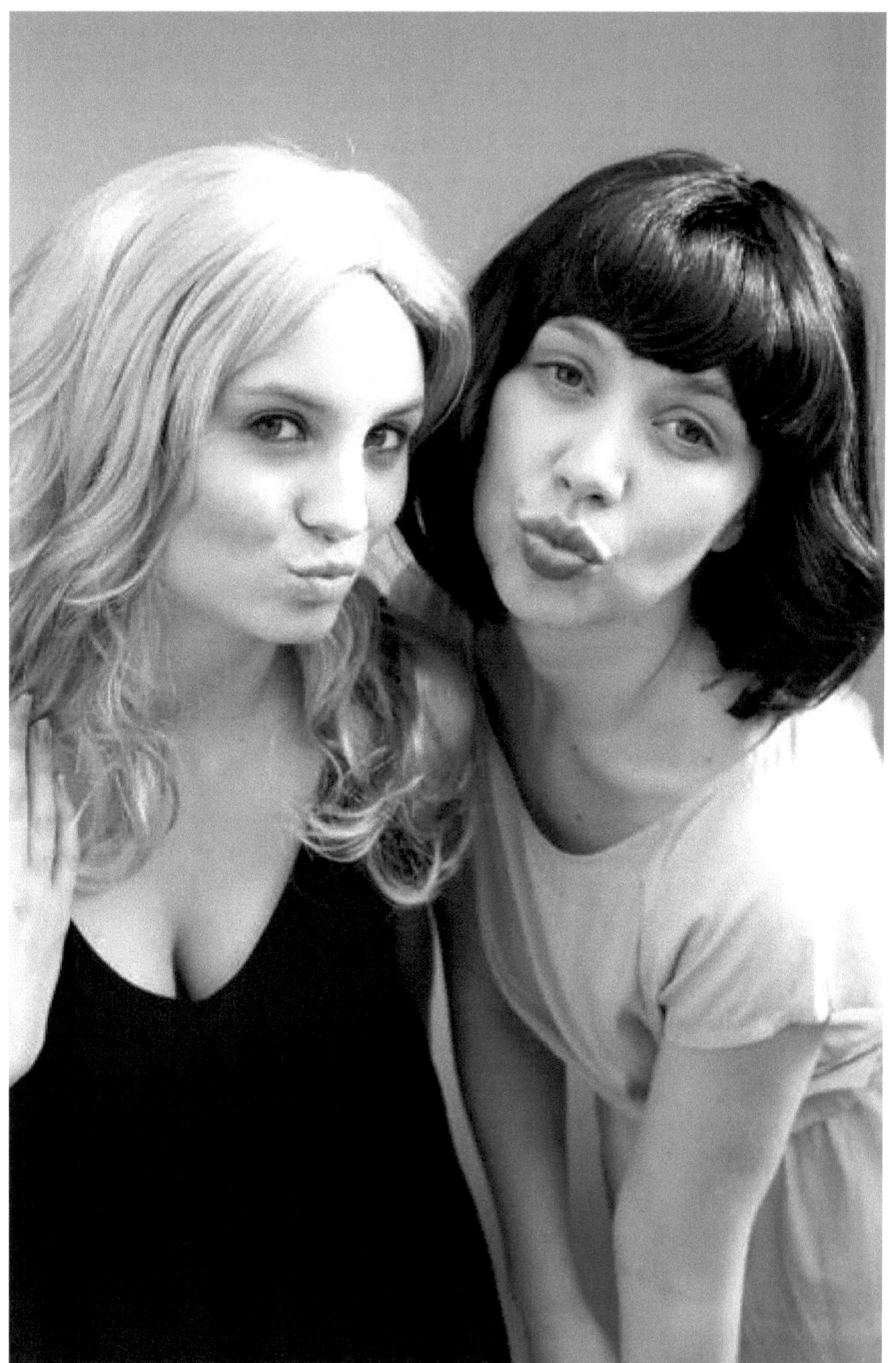

Kapitel 8

… zwei linke Hände haben

Ist mir kein unbekannter Begriff, da mein Mann nie einen Hammer in die Hand nehmen würde, um ein Bild aufzuhängen, geschweige denn Tapezieren oder Ähnliches.

Auch hier lässt es sich weit interpretieren. Manche glauben, Sie haben zwei linke Hände, weil sie wie ein vierjähriges Kind zeichnen. Und andere haben beim Häkeln das Gefühl, nur Luftmaschen zu produzieren. Aber, das liegt doch alles im Auge des Betrachters.

Nur Mut! Denn du musst selbst kein Profi sein, um ein Schrank aufzubauen. Dann schaut es vielleicht nicht 100 Prozent perfekt aus, aber man hat es wenigstens selbst gemacht und kann Stolz auf sich sein.

Man muss nur etwas mehr Vertrauen in sich selbst und seine Kreativität haben. Da helfen manchmal schon tolle Zeitschriften mit Anleitungen oder kreativen Gestaltungsideen. Gerade wenn man selbst eine Wohnung renoviert oder ein Haus baut, können außergewöhnliche Tipps Zeit und Geld sparen. Und ich bin mir sicher, wenn du dann im Nachhinein auf der Couch sitzt, und weißt, dass du den Fußboden selbst verlegt hast, kommt bei dir ein super Gefühl auf!

Muss man als Mann eigentlich handwerklich begabt sein? Eigentlich dachte ich immer, alle Männer seien das. Denn mein Vater hat so gut wie alles im Haus gemacht. Von Boden, bis zur Decke, bis Wände rausgerissen und die neu wieder aufgebaut. Aber mein einer Bruder hingegen ist, wenn es um handwerkliche Sachen geht, kein Held. Und ich bin mir sicher, dass man sich dann oft anhören muss: „Du bist doch ein Kerl, da muss man so was können!" Nein, nicht ganz.

Manchmal denk ich mir, Mensch Bruderherz, mach dir doch nicht so einen Kopf. Die handwerkliche Begabung, die wurde den Männern doch in die Wiege gelegt. Das Geschick an sich, das ist nicht immer sofort erkennbar, aber es schlummert in jedem Mann und muss nur raus gekitzelt werden.

Gehen wir doch einfach mal ein paar Jahre zurück.
Wer schlurfte denn völlig behaart durch die Wildnis und baute sich Pfeilspitzen? Wer baute Fallen, um der Frau in der Höhle stolz das gefangene Wild zu präsentieren? Richtig, die braven Männer. Schon da fing es an.

Und warum? Not macht erfinderisch und fördert zugleich das handwerkliche Geschick. Man sollte bloß bereit sein zu lernen und mit ein bisschen Übung klappt das doch dann von allein!

Männer vom Bau, die haben natürlich keine Probleme mit solchen Tätigkeiten. Hat man natürlich nie Werkzeug in der Hand gehabt, dann ist die Begabung natürlich noch im Tiefschlaf. Ein guter Freund von mir hatte immer zwei linke Daumen, nun nach ein paar Kursen und einem Hauskauf klappt es schon ganz gut.

Dieser Ausdruck: *„Du bist doch ein Kerl, da muss man so was können!"*, ist doch ein super Ansporn seinen Horizont in Richtung Handwerk zu erweitern.
Um euch zu ermutigen: Man **muss** nicht begabt sein, aber es schadet nicht wenn man wenigstens ein paar Grundkenntnisse für den Heimgebrauch hat. Es war mit Sicherheit ein tolles Gefühl, wenn mein Vater früher voll Stolz ein aufgebautes Regal, ein Puppenhaus oder einen CD-Ständer präsentierte.

Kleinere Reparaturen am Haus, Tapezieren und andere Malerarbeiten. Vielleicht erledigt ihr dies demnächst doch mal in Eigeninitiative und überrascht so eure Frau oder euren Mann!

... und die Kosten, die ihr euch gespart habt – davon könnt ihr eurer Frau dann ein paar neue Schuhe kaufen!

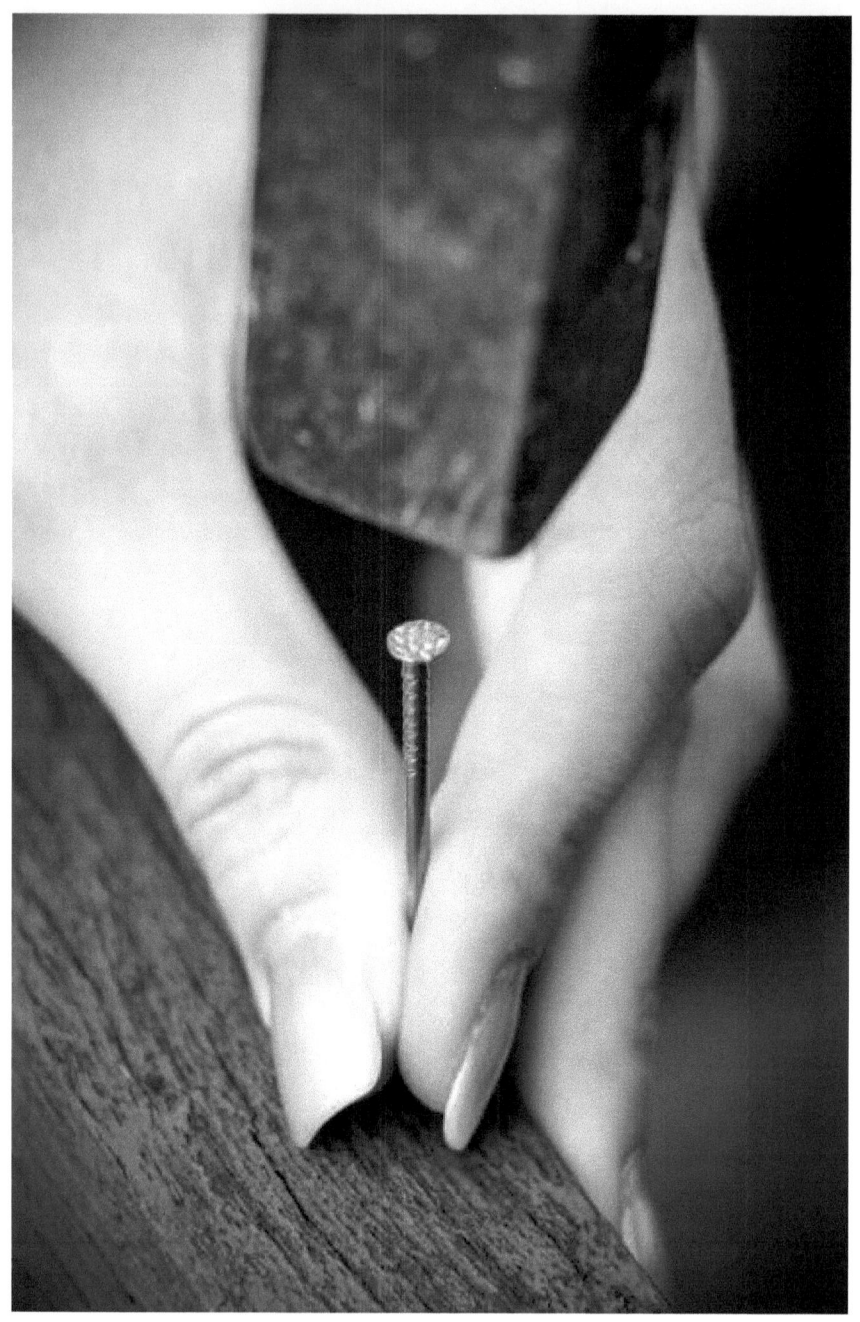

Kapitel 9

... niemals heiraten

Eine langjährige Freundin hat mir immer wieder gesagt, dass sie niemals heiraten möchte. *Wozu* – das sei doch nicht notwendig, und so weiter. Sie meinte auch, dass sie nie Kinder möchte und sowieso nicht an die „ewige Liebe" glaube. Es hat mich doch schon immer sehr gestört, weil ich es nicht nachvollziehen konnte. Und siehe da – nach fünf Jahren Beziehung, und womöglich, weil sie 30 Jahre alt wurde, kam die Hochzeit. Und ich bin mir sicher, dass auch noch Kinder folgen werden.

Die meisten, die ich kenne, die mit der Einstellung niemals heiraten zu wollen leben, kommen meistens aus Familien, wo sich die Eltern getrennt haben. Dadurch haben sie den „Glauben an die Ehe" verloren und denken sich womöglich, dass die Ehe doch eh kaputt geht. Ich bin der Meinung, dass sich die Einstellung daraus resultiert, was man vorgelebt bekommt oder bekam. Denn meine Eltern sind bis heute verheiratet und in meiner Familie gibt es weit und breit niemanden, der getrennt oder geschieden ist. Und das ist natürlich auch ein super Beispiel, dass es funktionieren kann!

Ich habe das Gefühl, dass die Leute heut zu Tage viel zu schnell aufgeben. Kaum hat man einen kleinen Streit, trennt man sich, anstatt es noch einmal zu versuchen. Natürlich kommt nach einigen Jahren der Alltag in die Beziehung – so what? Dann muss man eben etwas ändern und an der Beziehung arbeiten.

Ich kenne so viele Geschichten, wo sich die Frau oder der Mann trennt, eine Beziehung mit jemanden Jüngeren eingeht, und dann nach einiger Zeit erkennt, dass es doch nicht die richtige Entscheidung war. Jeder hat seine Macken – aber das macht den Menschen auch interessanter.

Viele sagen oder schreiben: „Heiraten sei doch gar nicht notwendig." Gut, generell stimmt das auch. Aber für mich war es einfach der wunderschönste Tag in meinem Leben. Als Frau gibt es doch nichts Schöneres. Das tolle Kleid, einmal im Leben kann man sich wie eine Prinzessin fühlen. Und wenn man sich doch liebt, dann will man doch mit der Person auch für den Rest des Lebens zusammenbleiben, richtig?

Gut, wenn jemand mit 20 Jahren sagt, er oder sie will nicht heiraten, dann ist die Person vielleicht auch noch zu jung. Aber wenn ein Mann mittlerer Altersklasse, so um die 40 Jahre, sagt, er wolle nicht heiraten, macht mich dies stutzig. Entweder ist er ein total frustrierter Geschiedener, der seine Ehe alle Schuld an all seinem Unglück gibt oder er ist nicht bereit, Verantwortung zu übernehmen. Oder, eine andere Möglichkeit, das sind aber wohl wenige, er ist aus irgendwelchen weltanschaulichen Gründen gegen das Heiraten und trotzdem bereit, in einer langjährigen Beziehung zu leben. Nicht zu vergessen die Männer, die auf ewig das Single-Leben genießen und nicht im *Kerker* der Ehe leben wollen …

Okay, jetzt mal zu den positiven Seiten:

•   Verantwortungsgefühl und echte Liebe – nicht nur das Verliebtsein, sondern der Respekt, sich umeinander sorgen usw. entsteht erst hier

•   Nimmt man die Ehe ernst, so geht man durch dick und dünn – das bindet viel stärker als jedes „ich kann auch so mit ihm zusammen sein"

•   Scheidungen sind teuer, ja, und was ist mit den Steuervorteilen eines Ehepartners?

•   Man lernt in einer Ehe sich selber besser kennen, es bringt neue Erfahrungen mit sich und lernt das Egoistische aufzugeben

Ich wünsche jedem, der sich jetzt traut, viel Erfolg!

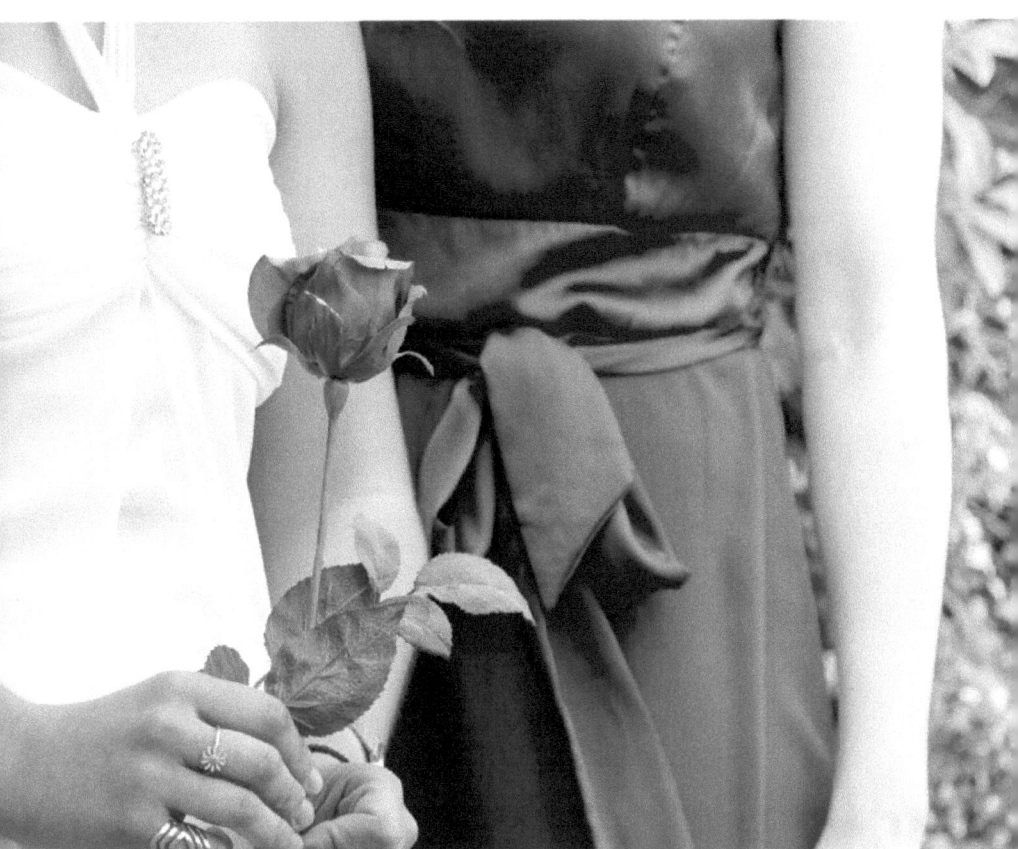

Kapitel 10

… auf etwas verzichten

Ob Auto, Internet oder Süßigkeiten – jeder hat etwas, auf das er nicht mehr verzichten möchte. Aber ist es wirklich so schwierig, auf etwas zu verzichten oder ist es nur Kopfsache?

Fangen wir doch mal im Haushalt an, mit einem Staubsauger. Ist dieser tolle Elektroartikel aus unserem Alltag wegzudenken? Für mich ja, aber für andere auch sicherlich undenkbar. Doch sie erleichtern uns nicht nur den Alltag, die Stromfresser verursachen auch jede Menge Müll. Liegt sicher daran, dass die Hersteller die Reparaturmöglichkeiten absichtlich erschweren und man dann lieber einen neuen kauft, wie auf teure Ersatzteile zu warten.

Wie sieht's mit Kaffee aus? Ich trinke zum Beispiel überhaupt keinen Kaffee, kenne aber unglaublich viele, die auf der Arbeit den Tag ohne ihren Kaffee nicht überleben würden. Und so wie es aussieht, steigt der Kaffeekonsum. Allein die ganzen verschiedenen Maschinen und Sorten, die heutzutage angeboten werden. Von einem Vollautomaten, über Kaffeepad oder Kapseln. Dann die Sorten Caramel-Latte-Machiato, Lungo oder doch einen Eistee – alles möglich. Aber schon mal versucht, einen Tag oder sogar eine Woche lieber Tee zu trinken?

Mein Auto – darauf möchte ich nie wieder verzichten. Und so geht es wohl noch mehreren, denn das Auto ist wohl des Deutschen liebstes Kind. Mein Traumauto ist PS-stark, knallrot und liegt super auf der Straße! Okay – ein roter Panamera GTS!
Nicht, dass ich mir das je leisten könnte, aber ein Wahnsinns Auto! Und so können auch der tägliche Stau und die steigenden Spritpreise mir die Freude am Fahren nicht zerstören. Dennoch gibt es sicherlich Freunde, die das Auto verkauft haben, und lieber

mit der S-Bahn oder dem Bus fahren. So haben sie keinen innerlichen Stress und es gibt immer einen festen Fahrplan.

Mein anderes Laster: Süßigkeiten. Ich habe es schlappe 7 Tage ausgehalten, weder Schokolade noch Sonstiges zu essen. Aber warum ist das so schwer? Tja, Zucker ist das einzige Nahrungsmittel, das psychische Sucht auslösen kann. Rund 36 Kilo Zucker verzehrt jeder Deutsche pro Jahr! Und wie schnell sich der Körper auch noch daran gewöhnt! Ohne mein Stückchen Schokolade am Morgen, oder dem Schokoriegel nach dem Mittagessen, ist es für mich ein Horror. Aber trotz allem, ich starte einen neuen Versuch und mal schauen, wie lang ich es dieses Mal aushalte!

Was sicherlich für viele Jugendliche undenkbar ist – der Verzicht auf das Handy oder sogar Internet. Ich glaube, wenn ich meiner Nichte das Handy mal eine Woche wegnehmen würde, würde sie mich jagen und verfluchen. Dann könnte sie ja nicht mehr im Whatsapp schreiben oder mit dem iphone Spiele spielen. Aber dass das Internet und ein Handy so abhängig machen würden, hätte ich vor Jahren nie gedacht. Mein erstes Handy bekam ich mit 15 Jahren, aber auch nur, um in dringenden Fällen telefonieren zu können. Bis vor 3 Jahren hatte ich nicht mal ein Smartphone, weil ich das ganze Schnick-Schnack gar nicht will. Und ehrlich gesagt, den ganzen Tag liegt das Gerät ausgeschaltet im Auto – ja, es geht auch ohne!

Was mir da noch einfällt, nur die wenigsten können der Flimmerkiste widerstehen. Ob die Nachrichten am Morgen, oder das tolle unterhaltsame Programm um 20:15 Uhr – manche sind vor dem TV einfach wie gefesselt. Ich persönlich finde es nicht so wichtig, und es wäre auch nicht schlimm, wenn der Fernseher mal für eine Woche nicht gehen würde. Andere hingegen schauen im Durchschnitt vier Stunden am Tag in die Röhre. Ich bin mir jedoch sicher, dass ein hoher TV-Konsum nicht nur die Freizeitgestaltung verdrängt, sondern auch das Übergewicht fördert. Und womöglich auch ein falsches Bild über gesunde Ernährung erzeugt. Was früher ein tolles Kinderprogramm mit „Ferien auf dem Ponyhof" war, ist heutzutage ein komischer Spongebob – oder wie der heißt.

In diesem Sinne – auf was verzichtet ihr demnächst?

Kapitel 11

… eine Spinne anfassen

Gestern spielte sich in meiner Küche ein großes Drama ab. Als ich nichtsahnend auf dem Weg zu meinem Kühlschrank war, bin ich nur knapp dem hinterlistigen Angriff einer Spinne entkommen. Ich kann die Dinger einfach nicht anfassen, aber brutaler Weise bin ich in der Lage, drauf zu schlagen und platt zu machen. Wenn Sie gerettet werden will, muss sie hoffen, dass mein Mann sie „findet" und sie aussetzt, sodass sie nicht sterben muss.

Ich frag mich nur, woher das kommt. Denn ich denke, dass sich ein Großteil der Menschen davor fürchtet, Spinnen oder andere Insekte anzufassen. Meine Mutter hingegen ist da total cool. Sie hat kein Problem damit sie anzufassen, eher Angst, bei den kleinen Spinnen noch etwas kaputtzumachen. Denn immerhin ist der Größenunterschied da und irgendwann bei einem Rettungsversuch hat die Spinne halt ein Bein verloren. Seitdem ist sie ganz vorsichtig und stülpt ein Glas drüber oder macht ein Papier drunter. Dann nimmt sie das Ganze und trägt sie raus.

Die Furcht vor gefährlichen Tieren ist so alt wie die Menschheit selbst, aber warum lösen Spinnen bei uns viel stärkere Ängste und Ekel aus als Wespen oder Würmer? Für einen Menschen mit Spinnenphobie ist jede Spinne schlimm. Egal ob giftig oder harmlos. Größere Spinnen machen oft mehr Angst. Für sie ist schon allein der Gedanke an sie schlimm genug.

Wovor ekeln wir uns bei Spinnen eigentlich? Die Beine? Aber andererseits, wenn es die Anzahl der Beine wäre, warum fürchten wir uns dann nicht vor Tausendfüßern?

Liegt es vielleicht auch an unserer Kindheit? Manche durften viel draußen in der Natur spielen und es gab niemanden, der sie davon abgehalten hat, eine Spinne in die Hand zu nehmen oder ihnen sagte, es sei ekelig. So können die positiven Erfahrungen die Angst überlagern.

Vielleicht sollte man mal die Tiere mal in der Ecke sitzen lassen und sich nicht mit ihnen konfrontieren. Man könnte ja auch mal näher ihr Treiben betrachten und mit Sicherheit sind die Tierchen auch interessant. Außerdem sind sie ja auch nützlich. Versuche erst mal, dich so ranzutasten.

Eine andre Möglichkeit: Du musst einmal eine Spinne auf die Hand nehmen, ihr einen Namen geben, sie streicheln und nach draußen bringen. Anscheinend hat man automatisch nach ein paar Malen keine Angst mehr davor.

Es gibt ja auch viele, die eine Vogelspinne als Haustier halten. Bei Vogelspinnen ist das recht einfach, weil die (jedenfalls für manche davon) ruhig sind und natürlich groß und haarig. Sie kommen ein bisschen weniger wie eine „klassische" Spinne rüber und huschen nicht umher. Da sie in einem Terrarium gehalten werden, braucht man ja auch keine Angst haben, dass man eines Nachts mit einer Spinne auf dem Kopf aufwacht.

Ich weiß, leichter gesagt als getan. Ich glaube, wenn man sich mit einem Tier beschäftigt, kann man sie nur lieben. Viel Geduld, Begeisterung und die faszinierenden Eigenschaften der Tiere können ein Problem oder eine Spinnenphobie lösen.

Ich hoffe, dass dieser Beitrag etwas hilft – viel Glück!

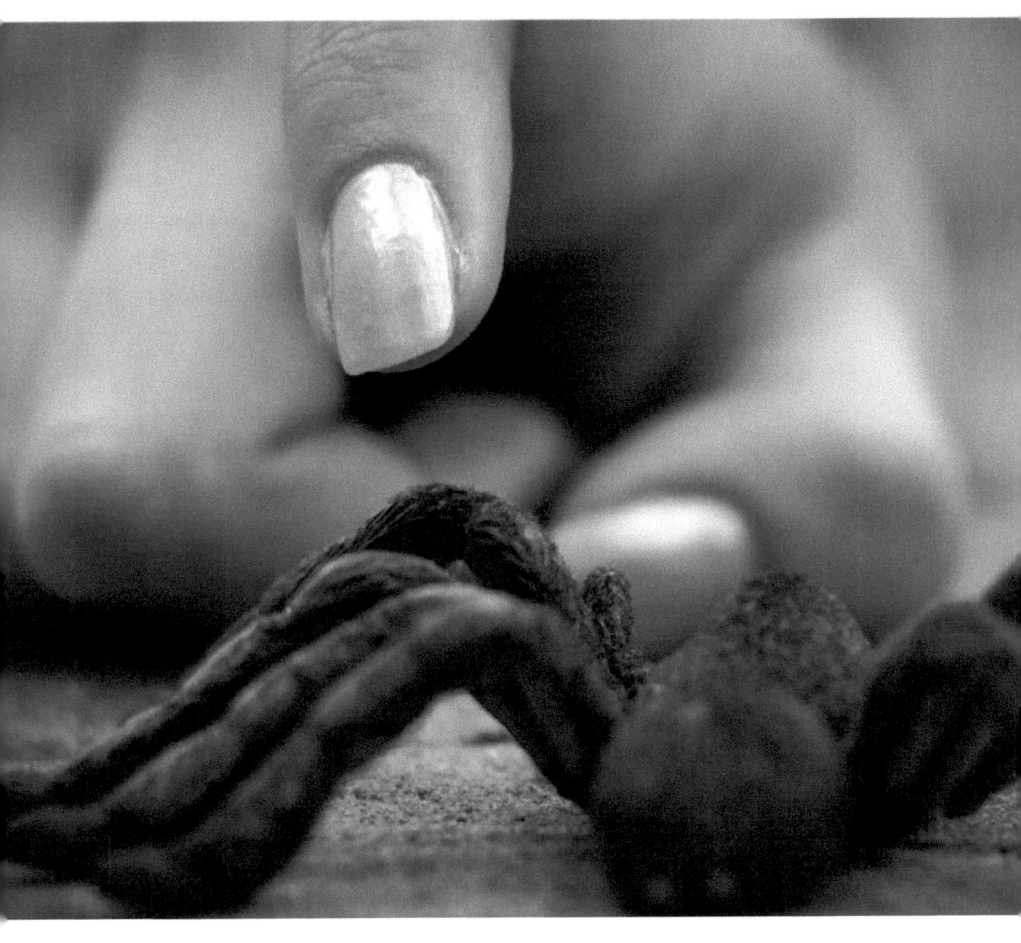

Kapitel 12

... keine Zeit unter der Woche

„Gehen wir nach der Arbeit noch was essen?" – „Ne, du, lass mal, ich muss dann noch nach Hause fahren, und ich hab einfach keine Zeit!"

Kommt euch das bekannt vor? Mir sehr! Aber ich glaube, das hat auch viel mit der Lebenseinstellung zu tun. Als ich auf St. Thomas, USVI, war, war es für uns total normal, abends nach der Arbeit noch ins Kino oder in ein Restaurant zu gehen. Hier hingegen ist das zwischen Montag und Freitag wie ein Tabuthema.

Klar stresst der Alltag, der Job, die Fahrerei. Aber sollte man das Leben nicht ein klein wenig mehr genießen? Wie oft trifft ihr euch mit Freunden? Regelmäßig oder gibt's da wirklich gute Freunde, die man seit Monaten nicht gesehen hat?

Manchmal müsste man sich einfach nur an den Riemen reißen, und etwas fest vereinbaren.

Andere, die vielleicht mitten in der Stadt wohnen und Single sind, haben für jeden Tag der Woche eine Bestimmung: Dienstag ist Kinotag, Sonntag ist Gammeltag, Freitag ist Ausgehtag, und Donnerstag ins After-Work.

Es ist schon wichtig, dass man sich nach einem langen Arbeitstag auch etwas amüsiert. Es muss ja nicht gleich ein langer Abend in einem Club sein, aber vielleicht mit einer Bekannten oder dem Freund in ein nettes Café auf einen Cocktail. Oder, was ich früher super gerne gemacht hatte: einfach nur in ein Restaurant, um ein Dessert zu essen.

Es gibt ja auch Berufe, da ist man nur halbtags oder arbeitet z. B. von 8 bis 16 Uhr. Dann hat man sicherlich genug Zeit für Sport, Freunde, Haushalt usw. Aber gibt ja auch Leute, die zweieinhalb Stunden zur Arbeit fahren, 9 Stunden da arbeiten und dann abends um 21 Uhr erst wieder daheim sind, oder Leute die beruflich sehr viel unterwegs sind. Brauchen die keinen Ausgleich? Reicht dann die Freizeit am Wochenende?

Jedes Lebewesen braucht seine „Auszeit". Und gerade um vielleicht mal von einem stressigen Tag abzuschalten, ist doch ein bisschen Freizeit unter der Woche nicht verkehrt. Man kann auch anfangen, sich alle zwei Wochen fest zu verabreden. Ob gemeinsam ein Bierchen, oder schwimmen gehen – sicherlich findet sich da etwas. Wenn man in der Woche keine Zeit für „Freizeit" hat, sollte man zumindest versuchen, sich jeden Abend eine halbe Stunde für sich selbst zu gönnen, um damit wieder Kraft und Energie zu tanken.

So – Schluss mit den Ausreden! Verabrede dich nächste Woche gleich mal mit jemanden, und wenn es auch nur für ein bis zwei Stunden sind, das reicht doch vollkommen aus! Das tut Körper und Seele gut.

Kapitel 13

... Buch / Brief schreiben

In der heutigen Zeit verliert das Briefeschreiben immer mehr an Bedeutung. Die meisten Menschen, ob jung oder alt, greifen auf die vielfältigen Möglichkeiten der digitalen Kommunikation zurück. Das können Mails, Chats oder SMS sein, die Auswahl ist groß.

Der Vorteil liegt auf der Hand: eine SMS oder eine Mail zu verschicken geht sehr schnell und ist kostengünstig. Der Empfänger kann sofort antworten, was natürlich sehr praktisch sein kann. Doch jeder, der schon einmal einen handgeschriebenen Brief bekommen hat, wird bestätigen können, dass es ein unvergleichliches Gefühl ist, den Briefkasten zu öffnen und neben Rechnungen und Mahnungen einen persönlichen Brief in den Händen zu halten.

Erst vor einer Woche hatte ich von meiner Nachbarin einen Brief erhalten. Es war so schön, und so aufmunternd! Da frage ich mich, warum schreiben wir nicht öfters?

Heutzutage, wo das Briefeschreiben keine Selbstverständlichkeit mehr ist, ist ein Brief wertvoller denn je. Ein handgeschriebenes Schriftstück ist so persönlich, denn es gibt dem Empfänger immer ein Stück Persönlichkeit des Absenders mit. Einen Brief kann man immer wieder in die Hand nehmen, über ihn streichen, ihn lesen und sich daran erfreuen.

Um einen Brief zu schreiben, braucht es nicht immer einen besonderen Anlass wie Geburtstage oder Weihnachten. Es kann auch mal ein scherzhafter Brief mit Informationen zu den Briefkästen im Haus, oder wie letzte Woche das Wetter war sein. Du kannst anderen damit eine große Freude machen und zeigen, dass du an sie denkst.

Viele Menschen schrecken davor zurück, einen Brief oder ein Buch zu schreiben, weil sie meistens nicht wissen, wie sie anfangen sollen. Dabei ist es gar nicht schwer, ein paar Worte auf Papier zu bringen. Nun ist es also soweit und du sitzt vor dem berühmten leeren Blatt. Wie wäre der Einstieg mit „Heute möchte ich dir einmal einen Brief schreiben" oder aber „Ich habe gerade an dich gedacht und möchte dir mit diesem Brief eine kleine Freude machen". Ich meine, es zählt ja nicht nur der Inhalt, sondern einfach auch die Geste. Entscheidend ist doch vielmehr die Tatsache, dass du dir die Mühe machst, einen Brief zu schreiben und etwas aus deinem Leben zu erzählen.

Dasselbe gilt für ein Buch. Ich bin der Meinung, dass jeder seine ganz persönliche Story hat, die eigentlich aufgeschrieben werden müsste. Allein die Geschichten, die mir meine Oma aus der Kindheit erzählt, sind so interessant, dass ich mir wünschen würde, sie hätte es niedergeschrieben.

Ob Buch oder Brief, wenn man an ein gemeinsames Erlebnis anknüpft oder das letzte Treffen noch einmal aufgreift, weckt es positive Erinnerungen und kann einem den Tag zusätzlich versüßen. So hat es auch bei mir angefangen. Das erste Buch habe ich rein aus purem Spaß geschrieben. Gut, vielleicht ist die Grammatik nicht 100%, aber wenn ich, oder meine Freunde es lesen, dann können wir immer wieder über die Ereignisse schmunzeln.

In dem Sinne – Schreiben hilft, die Gedanken zu sortieren, und kann der erste Schritt sein, das Vorgefallene zu verarbeiten. Nimm dir ein Blatt Papier, und schreib mal drauf los.

P.S. Und wer auch immer der Empfänger ist, glaub mir, er wird sich über deinen Brief freuen!

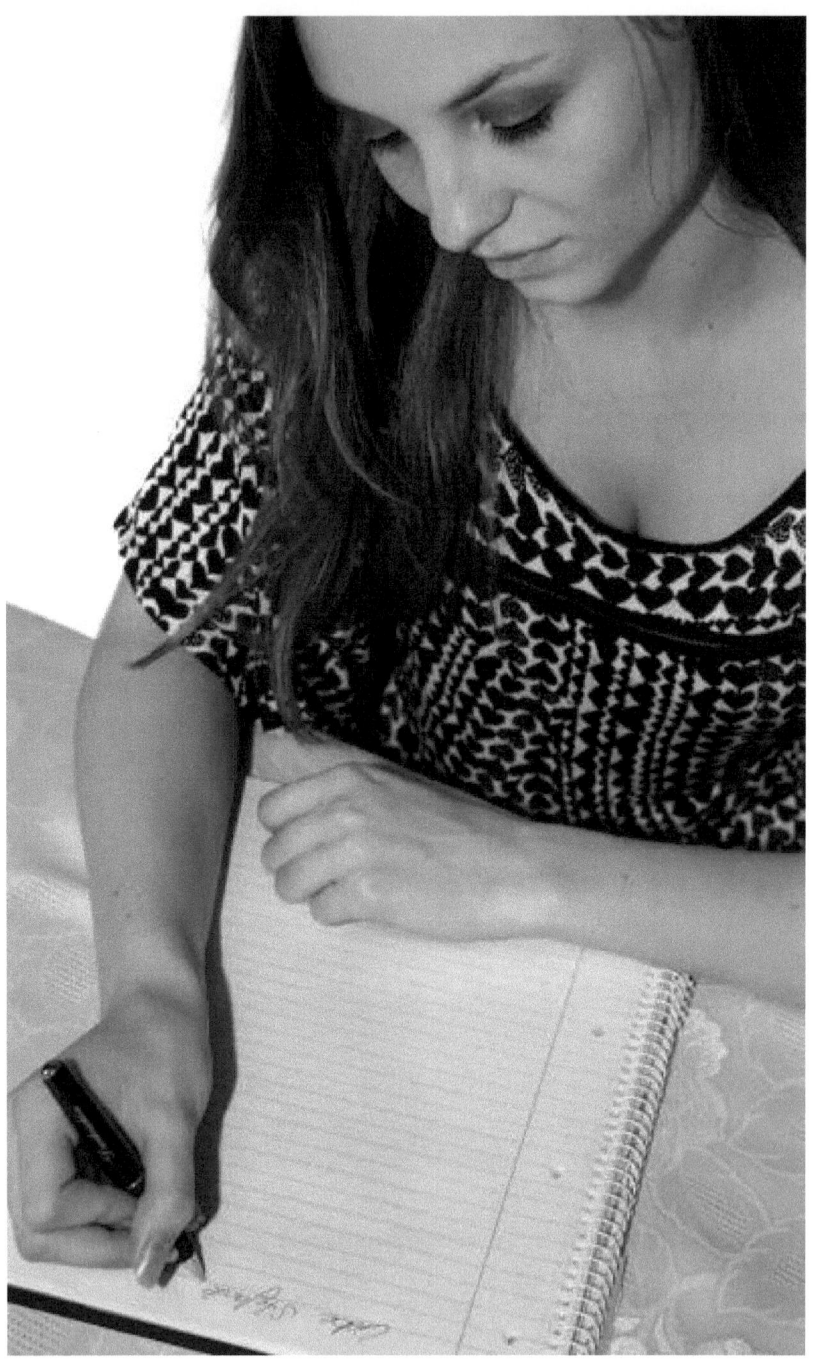

Kapitel 14

... keine Museen mögen

Ja – gut, ich gehöre auch zu denen, die eher in der Stadt rumläuft, als ein Museum zu besuchen. Aber warum eigentlich? Obwohl so große, schöne Museen direkt vor der Haustür liegen, bin ich ein Kulturmuffel?

Ich habe oft das Gefühl, dass die meisten Museen einfach „langweilig" sind. Aber vielleicht bin ich auch zu langweilig für das Museum und die tausend Jahre alte Geschichte?

... trostlose Ausstellungsstücke, alte Gemälde und leblose Glasvitrinen – dieses Bild ist glaube ich in vielen Köpfen und gerade bei Kindern fest verankert. Heute setzen Museen jedoch verstärkt auf Aktionen zum Mitmachen, Anfassen und Selbsterleben. Sie locken mit interaktiven Programmen und geben in spielerischer Form Antworten auf Fragen zu Natur, Technik und Geschichte.

Vor zwei Monaten hatten mein Mann und ich frei. Ein Trip nach Sinsheim war geplant, um dort das bekannte Palmenbad zu besuchen. Mein Bruder meinte davor noch, wir sollten unbedingt in das Technikmuseum gehen. Aber ich dachte mir nur „Na toll, nur was für Männer und sicher total trocken und öde!".

Als wir dann aber meinem Mann zu Liebe dort waren, war ich echt begeistert! Wir begaben uns auf eine Entdeckungstour zwischen Flugzeugen, Autos und Motorrädern. Ich war so überrascht, und wir verbrachten satte drei Stunden in diesem Museum! Leider regnete es, damit viel der Außenbereich weg. Aber ich würde es jedem wieder empfehlen!

Es gibt so viele verschiedene Dinge zu entdecken, von Technik und Architektur über Kristalle und Feuerwehrwagen – es gibt sicher irgendwo ein Museum, welches auch dich interessiert! Mich hat es sehr erstaunt, wie begeistert ich nach dem letzten Museumsbesuch war.

Die Museen Landschaft in Deutschland ist groß und vielfältig und als Besucher einer unbekannten Stadt steht man dann gleich vor der Qual der Wahl – welches Museum lohnt einen Besuch tatsächlich. Ich würde mir vorher auf einem Reiseportal anschauen, was es für Museen gibt, und was mich denn interessiert. Oftmals stehen ja auch Bewertungen mit dabei, wobei man hier nicht immer nur auf das negative schauen sollte, denn jeder hat einen anderen Geschmack.

Dem einen gefällt das Grüne Gewölbe in Dresden und ist hell auf begeistert (so wie ich), der andere geht von Zimmer zu Zimmer und kommt emotionslos aus dem Museum wieder raus.

Mein Tipp für Stuttgart:

•   Mercedes-Benz und das Porsche Museum
•   Kunstmuseum und die Staatsgalerie Stuttgart

Und nochmal, ob Technik oder Naturkunde, Literatur oder Geschichte – jede Stadt hat tolle Museen zu bieten, die mit Sicherheit mal einen Besuch wert sind!

Plane am nächsten Regentag eine Museumstour. Beginne vielleicht mit einem Museum, das dich auch gar nicht anspricht. Vielleicht verbirgt sich gerade hier eine riesen Überraschung und du wirst positiv überrascht sein!

Kapitel 15

… der Meinung sein, alles läuft schief

Wer kennt das nicht, es gibt Momente, wo man denkt, die ganze Welt habe sich gegen einen verschworen. Der Job ist blöd und auf Bewerbungen kriegt man nur Absagen. In der Liebe läuft es drunter und drüber. Am Liebsten möchte man seine Sachen packen und mal eine Woche oder länger abhauen und abschalten. Man hat das Gefühl, sein Leben sei ein reiner Scherbenhaufen und niemand sieht es. Niemand versteht einen.

An manchen Dingen kann man nichts ändern, das ist richtig aber an einigen Dingen kann man arbeiten. Pack deine Probleme an, eines nach dem anderen. Wenn du alle auf einmal betrachtest, mit all ihren Zusammenhängen, bleibst du nur stehen. Nimmt man seine „Pechsträhne" einfach so hin, dann kommt natürlich die Lustlosigkeit und das Desinteresse und man sieht nur noch, was alles schiefläuft.

Ich weiß, dass es eine Menge Kraft kostet, sich immer und immer wieder aufzurappeln, aber diese Kraft, die kann man auch immer wieder neu schöpfen. Und das Leben ist ein Weg, ungeeignet für den Stillstand.

Ich bin mir sicher, dass jeder Einzelne von uns ab und zu jammert. Der eine mehr, der andere weniger. Leider erwische ich mich auch immer wieder dabei, zu meinen, mir gehe es ja so schlecht. Aber wenn ich mal andere Familien anschaue, dann geht es mir eigentlich super. Es gibt Paare, die weniger Geld im Monat zu Verfügung haben, eine kleinere Wohnung oder vielleicht nicht mal ein Auto besitzen.

Aber wie lautet das Zaubermittel, um zufriedener durchs Leben zu gehen? Ich weiß es nicht. Aber ich bin mir sicher, dass ein Mensch auch im Unglück noch Glück finden kann. Ohne Grund wird Gott nicht zulassen, dass wir all diese Fehler im Leben begehen. Man soll ja auch daraus lernen.

Und wenn ich in der Arbeit jammere, dass ich so gerne einmal im Leben eine Louis Vuitton Tasche hätte, sagt mein Kollege auch immer „Geld ist nicht alles". Macht uns Geld wirklich glücklicher oder meint man das nur selbst? Warum streben wir trotzdem so oft nach Materiellem, obwohl wir wissen, eine Motoryacht oder auch nur ein T-Shirt mehr machen uns doch nicht glücklicher.

Ich denke, dahinter steckt fast immer ein seelisches Bedürfnis, das nach Erfüllung verlangt. Denk doch mal an das letzte Geschenk von deinem Liebsten, geht es hier wirklich um den Wert oder um die Geste? Und das große schöne Auto vor meiner Haustüre, oder die tolle Handtasche sollen zur Wertschätzung beitragen, nach der ich mich so sehne. Oft vergisst man, oder bemerkt erst zu spät, dass sich so unsere wirklichen Wünsche nicht erfüllen und wir damit wie ein Hamster in ein Rad des grenzenlosen Konsums eingestiegen sind.

All diese negativen Gefühle sind oft Glücks-Verhinderer. Aber, sie warnen uns vor Fehlentscheidungen, vor Überlastung oder auch ungesunden Beziehungen. Häufig habe ich auch so ein Gefühl, weil ich etwas haben will, es im Augenblick aber nicht bekommen kann.
Wiederum muss ich sagen, es ist Jammern auf hohem Niveau. Wie viele Menschen sehnen sich nach Liebe, und sie bleibt ihnen in dem Moment doch verwehrt? Oder wir wollen etwas loswerden und schaffen es nicht: Stress, Ohnmacht, Schmerzen oder unliebsame Gewohnheiten wie etwa das Rauchen. In allen Fällen entstehen Unlust, Ärger oder Frustrationen, die verhindern, dass wir uns wohlfühlen.

Es liegt in uns, Standpunkte und Sichtweisen zu überdenken und neu zu justieren. Du bist dem Geschehen nicht schicksalhaft ausgeliefert, sondern kannst es selbst mitgestalten. Wir haben immer die Chance, unserem Leben eine neue Richtung zu geben.

Und mach jetzt mal eine Liste mit Dingen, die **nicht** schief laufen! Denn die gibt es garantiert in deinem Leben!

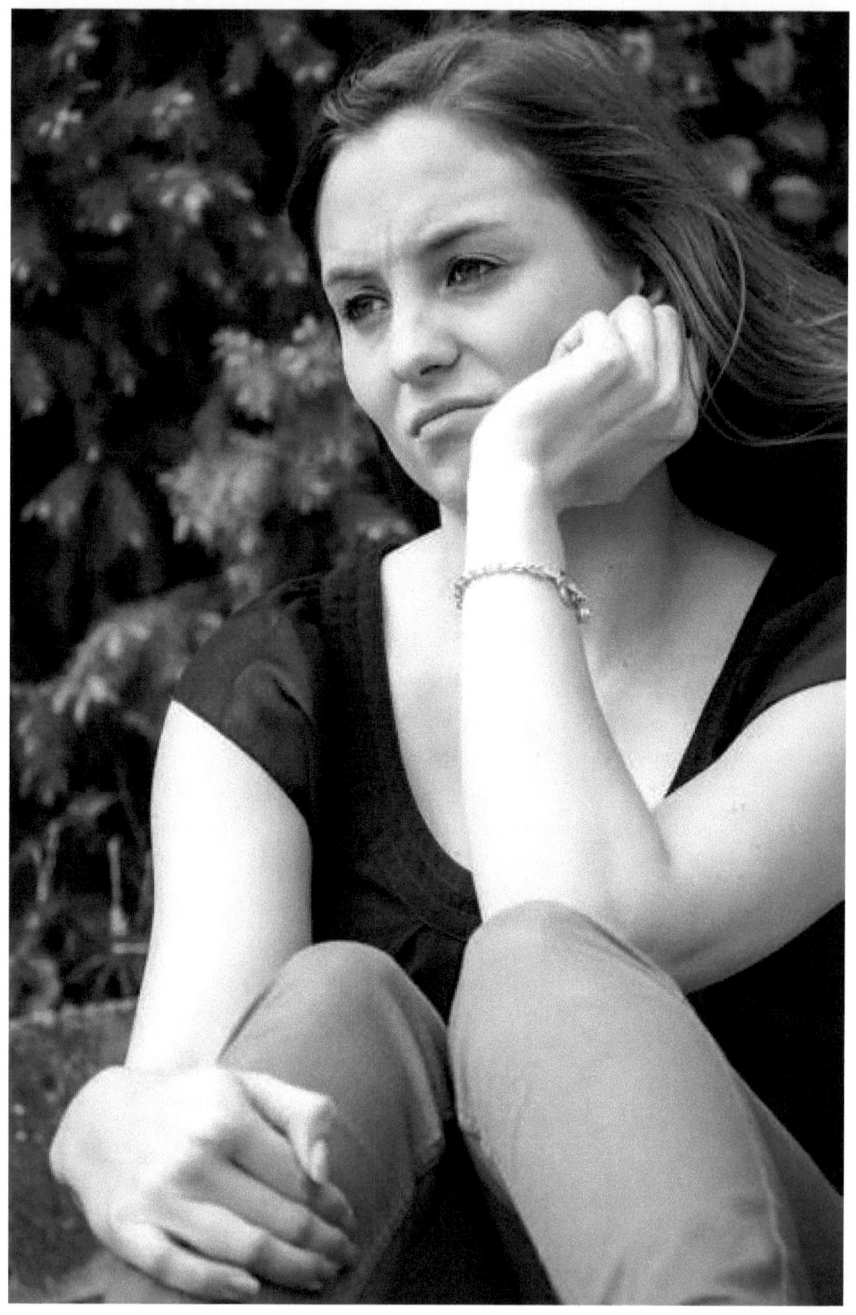

… kein Instrument spielen können

Als wir noch Kinder waren, wollte ich unbedingt das Akkordeon spielen. Mit sechs Jahren fing ich an, Unterricht zu nehmen und im Orchester zu spielen. Hätte meine Mutter mich nicht immer wieder gepusht und aufgemuntert, zum Unterricht zu gehen, würde ich heute kein Instrument spielen können. Streng stand sie hinter mir, und wollte auch immer, dass ich fleißig übe. Und im Nachhinein war das vollkommen richtig so. Als Kind weiß man nicht, was man will. Man will am Liebsten jedes Instrument ausprobieren, gibt dann aber nach wenigen Wochen auf, mit der Ausrede, man könne es nicht.

Können kann man viel, wenn man es nur will. Wirklich. Und es gibt einen Vorteil, je nach dem, welches Instrument du dir aussuchst, musst du nicht unbedingt Noten lesen können. Aber wenn man wirklich dauerhaftes Interesse hat, empfiehlt es sich, zumindest hin und wieder Unterricht zu nehmen oder sich zumindest ein Lehrbuch zu kaufen.

Ich bin mir auch hier mal wieder fast sicher, dass auch ein 40Jähriger ohne Talent noch ein Musikinstrument lernen kann. Alles, was der menschliche Verstand leistet, ist eine Mischung aus Natur und Erziehung, und das gilt auch für Musikalität. Auch wenn in jüngster Zeit in Mode gekommen ist, zu behaupten, Talent sei überbewertet oder existiere gar nicht, kommt es beim Erlernen musikalischer Fähigkeiten sowohl auf die Praxis als auch auf die Biologie an.

Mit Sicherheit ist es einfacher, schon als Kind etwas zu lernen. Da das Gehirn die Sache einfacher aufnimmt und man sich noch leichter für etwas begeistern lässt. Wissenschaftliche Studien zum Beispiel zeigen auch, dass Leute, die viel üben, besser spielen als solche, die weniger üben. Was ja auch Sinn macht, den ganz ohne Übung geht es nicht.

Das heißt aber nicht, dass Talent keine Bedeutung hat. Die gleichen Studien zeigen, dass einige Leute, die erst seit zehn Jahren üben, besser sind als andere, die schon seit 20 Jahren regelmäßig spielen. Man kann also ein Instrument lernen, selbst wenn man kein Talent hat, aber wer Talent besitzt, lernt schneller und kommt möglicherweise weiter.

Manchen fehlt auch einfach jegliches Rhythmusgefühl. Aber mal im Ernst, es kommt doch einzig und alleine darauf an, wie es am Schluss klingt. Der eine langweilt sich schon beim dritten Akkord der andere rockt mit drei Akkorden die Bude.

Die Musiker mit echter Begabung intonieren anders, pausieren anders, schlagen anders, zupfen anders. Sie hören ihren Mangel und spielen damit, dann reichen auch drei Akkorde.

Amy Winehouse war kein Ausnahmetalent, weil sie eine tolle oder eine besonders reine Stimme hatte oder besonders raffinierte Melodien. Sie brachte im Zuhörer etwas zum Räsonieren und das machte sie einmalig.

Man muss es einfach nur wagen, seine Fähigkeiten auszureifen. Auch wenn man meint, sein Gefühl für Tonlagen sei furchtbar, mit ein bisschen Übung wird alles besser, auch das Instrument spielen.

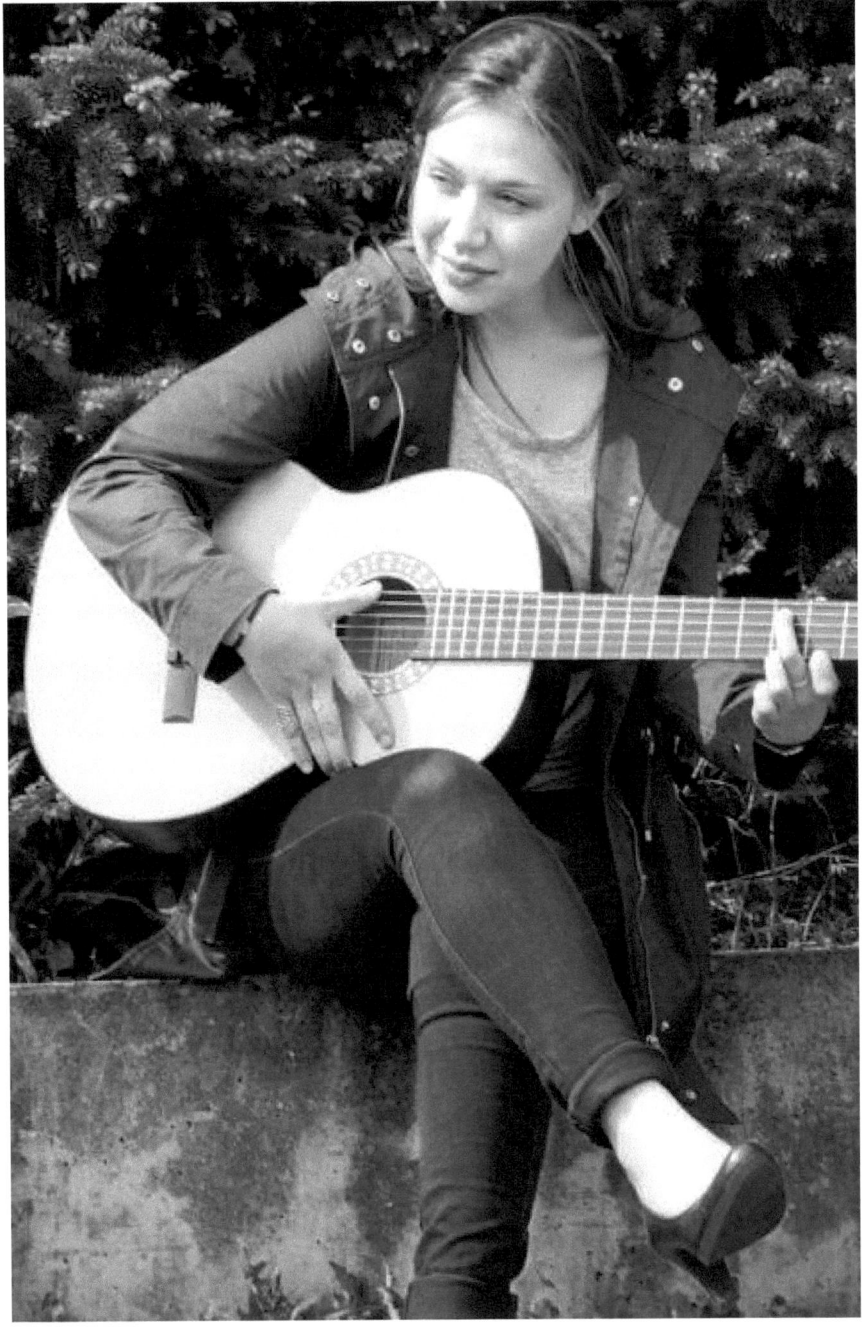

Kapitel 17

… 1 Tag ohne Geld ausgeben

Ich habe es bisher noch nie geschafft, aber ein Bekannter macht immer wieder einen „Kauf-nix-Tag". Einen ganzen Tag lang kein Geld auszugeben, das ist gewiss nicht einfach. Die Einkäufe einfach verschieben, nicht in die Kantine gehen, einfach den Geldbeutel einen Tag lang nicht zücken.

Man kann sich wahrlich schlimmere Selbstversuche vorstellen. Ein Tag ohne Kaffee, eine Woche ohne Internet oder ein Monat ohne Schokolade, das wäre schlimm. Aber einen Tag lang kein Geld auszugeben, wie es mein Bekannter jede Woche macht, klingt doch recht machbar. Könnte man meinen. Zeit für Shopping ist sowieso nicht jeden Tag und Lebensmittel oder Zeitschriften lassen sich vorher oder nachher besorgen. So einfach ist das aber nicht.

Und seine Absicht? Wenn man einen Tag lang kein Geld ausgeben darf, denkt er dadurch über sein Konsumverhalten nach und ändert ab und an seine Gewohnheiten. So weit der Plan. Aber geht das auch in jedem Fall?

Ich zum Beispiel, wer mich kennt der weiß das, bin ein Weltmeister im Geld ausgeben. Oder wie man im englischen so schön sagt, ein Shopaholic. Es macht mir einfach Spaß, Geld auszugeben. Sei es Muffins für die Kollegen, ein Stopp im Supermarkt auf dem Heimweg, oder der tägliche Besuch in der Kantine und anschließend am Süßigkeiten Automaten. Einen Tag also nichts ausgeben? Einen Tag nehme ich mir es vor, nur so als Versuch. Als ich morgens aus dem Haus gehe, fällt mir ein, dass ja das Essen in der Kantine ausfallen muss. Also, noch einmal zurück in die
Wohnung und in der Küche ein Brot schmieren. Das S-Bahnticketkaufen entfällt, ich fahre ja mit dem Auto.

Nur am Schreibtisch nun das Käsebrot essen, und meinen Kollegen erklären, dass ich heute nicht mit in die Kantine komme – da wird es schon etwas komplizierter. Und das Brot in die Kantine mitnehmen, nein, das mache ich nicht. Also esse ich es kurz vorher, und gehe dann doch mit, um nicht auf die Kollegengespräche verzichten zu müssen. Im Prinzip vergeht der Tag ganz schnell, und es ist auch gar nicht so schlimm, wie man denkt.

Nach dem eintägigen Konsumverzicht habe ich mindestens knapp 10 € gespart, und wer weiß, was ich heute noch auf dem Heimweg im Supermarkt alles ausgegeben hätte.

Im Grunde ist es eine schöne Gelegenheit mal zu sehen, was man sich täglich alles sparen könnte. Den Tee oder Kaffee nicht beim Bäcker holen, sondern vielleicht schon von zu Hause mitnehmen. Anstatt jeden Tag in die Kantine zu gehen, vielleicht mal jeden zweiten Tag das Essen selbst mitbringen. Auch wenn die Kollegen vielleicht erst komisch reagieren werden, aber wenn man ihnen erzählt, was man vorhat, werden es diese sicher unterstützen. Wenn ich es nicht so weit hätte, würde ich sogar auch verzichten, mit dem Auto in die Arbeit zu fahren. All diese Möglichkeiten und viele mehr zieht man ansonsten nicht in Betracht bzw. verwirft sie aus Faulheit sehr oft wieder.

Zieh es mal einen Tag durch, und du wirst merken, wo man sparen kann und auf was man überhaupt verzichten will.

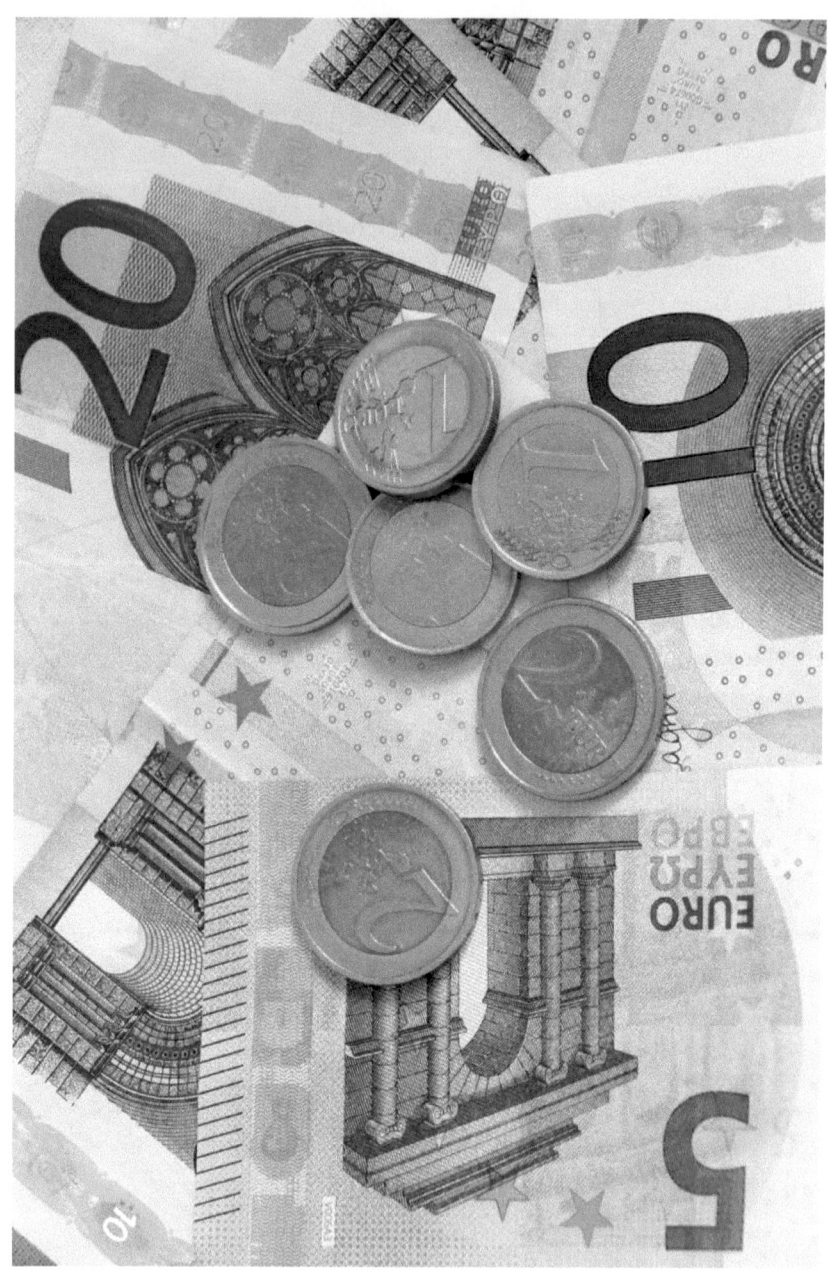

Kapitel 18

… mit einem Fremden ins Gespräch kommen

Da geht man morgens aus dem Haus, läuft zur Bushaltestelle, und da sitzt man. Und neben einem vielleicht eine alte Frau. Und man wartet und wartet, der Bus will einfach nicht kommen. Ständig auf das Handy starren? Nein. Da grinst man doch lieber die alte Dame an, und sagt vielleicht etwas Spontanes. Wenn man erst mal ein Gespräch begonnen hat, dann geht die Zeit, bis vielleicht der Bus mal auftaucht, gleich viel schneller vorbei.

Andererseits gibt es Leute, wie z.B. mein Bekannter, der teils schüchtern (mit wenig Selbstbewusstsein) ist, teils denkt er: „Ich weiß nie was ich mit anderen reden kann." Ihm fällt dann nichts Spontanes ein, was den Leuten vielleicht gefallen könnte. Und ich denke, generell redet er nicht besonders gerne. Es scheint, als hätte er ein bisschen Angst, den Mitmenschen nicht zu gefallen.

Geht es dir auch so? Du hast vermutlich einen Wust an Dingen im Sinn, die ‚man tun sollte', wie ‚man sich verhalten sollte', wie man ‚Erwartungen entspricht' usw., die du allemal sofort löschen kannst. Es ist nicht wichtig, was Leute erwarten. Wenn du dich danach richtest – und das sind immer nur Deine Vorstellungen darüber, was sie denken und erwarten, wirst du dir nie treu sein können. Andererseits, wenn dir nicht nach Reden ist, dann schweige. Sobald du aber nicht mehr das Gefühl hast, etwas tun zu müssen, kommen ganz normale Reaktionen aus dir heraus.

Manchmal trifft man so interessante Leute, die einem etwas erzählen, dass man vielleicht vorher ganz anders gesehen hat.
Und zu 99 Prozent wird man diese Person sowieso nicht mehr wiedersehen. Und in den anderen ein Prozent – vielleicht entwickelt sich hieraus auch eine tolle Freundschaft oder du triffst den Partner deines Lebens? Was kann denn schon Schlimmes

passieren, wenn man eine Person anspricht? Ich denke mir immer, mehr als „Nein" kann dir dein Gegenüber nicht sagen, richtig?

Folglich ist also alles was du sagst eine Bereicherung. Sag was wie „Schöne Schuhe" – wenn du mit jemanden ins Gespräch kommen möchtest, und die Schuhe wirklich toll aussehen. Oder, wenn derjenige Musik hört, frag ihn was er denn gerade hört. Niemand kann jemand blöd finden, der Interesse zeigt. Aber wenn du so etwas sagst, dann musst du es auch meinen. Die Welt ist schon verlogen genug und ein geheucheltes Getue braucht niemand, das sieht man einem auch sofort an.

Wie Dir geht es vielen! Aber Übung hilft! Klar, Du wirst nie der Entertainer werden, der vor allen den dicken Max spielt. Aber das willst Du bestimmt auch nicht.

Üben kannst Du ganz einfach. Nimm Dir vor, bei jedem Einkauf eine Verkäuferin um Hilfe zu bitten. „Könnten Sie mir vielleicht zeigen wo das Waschmittel steht? Ich kenne mich damit nicht aus, was benutzt man denn für Hemden? Für Kugelschreiberflecken?" oder an der Frischetheke „Welchen Käse können Sie mir denn empfehlen? Könnte ich den mal probieren?"

Und an der Kasse nimm Dir vor, einem anderen Kunden ein Kompliment zu machen oder zu fragen, ob das Produkt in seinem Einkaufswagen neu ist oder wo das denn stand. Du könntest zum Beispiel folgendes sagen: „Sie haben aber einen schönen Schal, der steht ihnen wirklich gut", „Ist dieser Joghurt neu? Die Sorte kenne ich ja noch gar nicht!" oder „Ist das ein Reisenthel Korb? Der gefällt mir aber!". Auch draußen kannst Du so einfach üben auf Leute zuzugehen. Bei Hundebesitzern ist es meist einfach, am einfachsten bei älteren Leuten: „Oooh, ist der Hund aber süß! Welche Rasse ist das denn? Darf ich ihn mal streicheln?" Oder: „Ich liebe Hunde, aber leider habe ich seit Kindestagen eine Allergie."

Klar, alles keine großen Sachen aber sie helfen, um einem die Angst zu nehmen andere Menschen anzusprechen oder mit anderen zu reden. Und denk dran: Diese Leute siehst Du nie wieder bzw. die Verkäuferinnen vergessen dein Gesicht eh nach zwei Minuten wieder, weil sie jeden Tag hunderte Leute sehen.

Wenn Du dich mit solchen Alltagssituationen sicher fühlst, dann wirst Du auch eher auf Leute zugehen können, die Du dir als Freunde vorstellen kannst.

Und selbst wenn Du mal knallrot wirst oder Dir die Luft wegbleibt: Die Leute haben dafür meist Verständnis. Mir geht das auch so, wenn ich vor 20 Leuten etwas sagen soll, und obwohl ich kein Problem habe, mit anderen zu reden – aber gerade in so einer Situation leuchte ich wie eine Laterne. Naja, je öfter ich sowas mache, desto besser wird es.

Also, bleib ganz cool. Es gibt Große & Kleine, Dicke & Dünne, Quasselstrippen und eben die eher Ruhigen. Und es ist ja auch okay so. Natürlich gibt es auch diejenigen, die einen auf den Geist gehen, und einem das Ohr abkauen. Aber auch das finde ich nicht schlimm. Dann ist man mit so einem Gesprächspartner der Zuhörer und muss sich gar keine Gedanken um die Gesprächsthemen machen.

Du bist nicht allein – und morgen probierst du es einfach mal aus. Ist gar nicht so schwer, wie man denkt! Und du wirst sehen, sobald sich dein Gegenüber freut, dass du sie oder ihn angesprochen hast, geht es dir gleich viel besser.

Kapitel 19

... eine andere Sprache lernen

Muss man wirklich begabt sein, um eine Sprache zu lernen oder ist das alles nur wieder Kopfsache? Englisch und Französisch haben wir hier meist schon in der Schule, und andere Sprachen kommen dann durch das Reisen oder im Studium. Zu oft höre ich aber: „Ach, ich kann das nicht. Du bist halt ein Sprachentalent." Ähm, nein, glaube ich nicht. Man setzt sich hin, lernt die Vokabeln und hört zu. Entweder die Sprache liegt einem, oder nicht. Es gibt Sprachen, mit denen ich überhaupt nichts anfangen kann, wie z.B. Hindi. Aber das schließt ja nicht aus, dass ich andere Sprachen nicht lernen kann.

Für mich gibt es schon ein paar Motive, eine andere Sprache zu lernen. Zum einen, der pure Spaß an der Sprache. Ich kann mich mit anderen verständigen, wenn ich im Urlaub am Strand liege, kann ich den anderen sogar zuhören und schmunzeln, wenn etwas über einem selbst gesagt wird. Ja, wer kennt das nicht. Man ist im Urlaub und bricht sich einen ab, auf der Landessprache „ein Wasser bitte" zu sagen. Meistens endet das doch in einer peinlichen Situation. Und durch die Sprache kann ich mich besser verständigen und auch der Kultur öffnen.

Das andere ist ja auch die persönliche Weiterentwicklung, es tut einfach gut, eine andere Sprache zu können und dabei seine eigenen Fähigkeiten unter Beweis zu stellen. Und nicht zuletzt hilft es sicher auch im Job, wenn man die eine oder andere Sprachkenntnis vorweisen kann. Neben dem Standard Englisch, das ins Repertoire gehört, können auch andere europäische Sprachen wie spanisch oder französisch nicht schaden.

Gut, du quälst dich also beim Lernen einer neuen Sprache? Dann mal ein paar Tipps.

Entspanne dich – du musst eine Sprache nicht perfekt lernen. Du musst nicht jede Vokabel und jede Grammatikregel bis ins letzte Detail auswendig lernen. Kommuniziere mit den Leuten, schau dir die DVD's in der Originalsprache an. Kannst dir ja auch dein Lieblingsbuch in der Sprache kaufen, nach und nach steigt dann auch dein Verständnis. Ganz von alleine. Und Sprachen lernen sollte dir ja auch Spaß machen. Die Zeiten von mühsam gelernten, seitenweisen Vokabellisten sind jetzt vorbei.

Jetzt kommen wir zur Grammatik. Wie bei anderen wichtigen Dingen müssen wir auch bei unwichtigen Vokabeln und Grammatikregeln selektieren. Im Englischunterricht fängt der Lehrer mit den totalen Basics an und steigt dann die Komplexität. Irgendwann lernt man immer mehr Ausnahmen, Unregelmäßigkeiten und verliert total den Überblick. Aber mal ganz im Ernst, brauchen wir all das im Alltag? Nein! Schau auf das Wichtige, die normale Konversation, die man eben braucht. Ausnahmen kannst du erst dann behalten, wenn du die Grundregel wirklich intus hast. Und das kommt ja dann mit der Übung auch von ganz allein.

Thema Übung! Ideal wäre, wenn du ein/zwei Tage hättest, um voll in eine Sprache einzutauchen. Das soll aber auch heißen, von morgens bis abends nur in dieser Sprache lesen, Musik hören, fernsehen und kommunizieren. Dann kann dein Gehirn dem Ganzen nicht entfliehen. Machst du das öfters, oder zwei Nachmittage vier bis fünf Stunden hintereinander, dann wirst du dich ertappen, dass du plötzlich auch in dieser Sprache denkst. Und dann bist du auf dem richtigen Weg!

Ich kann mich erinnern, als ich auf St. Thomas war. Man spricht vor Ort Englisch, ich hatte einen spanisch-sprechenden Freund und saß mit einem Deutschen im Auto. Gemerkt habe ich es nicht, aber ich habe plötzlich vom Englischen ins Spanische geswitcht und am Schluss Deutsch geredet. Er schaute mich nur an, und meinte, „Du hast gerade in drei Sprachen mit mir geredet." Ich war verwundert und mir war es nicht bewusst, was da in meinem Kopf abging, aber die ganzen fremden Wörter waren in meinem Schädelpalast schon zu Hause.

So, zum Schluss noch zwei kleine Tipps. Unser Sprachgefühl braucht Intuition. Diese kommt nur durch aktives, wiederholtes Training. Das Beste, was du tun kannst, ist es, dir einem Sprachpartner zu suchen. Das macht Spaß, man kann aktuelle Eindrücke und Erlebnisse in der Fremdsprache ausdrücken und durch den Selbst-Referenz-Effekt speichern sich die Vokabeln besser ab. Und Muttersprachler findest du an der Uni oder über das Intranet in der Arbeit. Das Sprechen ist die Motivation, der Antrieb für das Gehirn. Es fordert, fördert und beschleunigt den Fortschritt.

Von nun an, keine Ausreden mehr! Und nicht abschrecken lassen. Man denkt, man kann eine Sprache gut sprechen, bis man mal mit einem Einheimischen kommunizieren muss. Dann kommt man schnell an seine Grenzen, aber das ist auch gut so!
Nur wer an seine Grenzen kommt, kann sie auch überschreiten.
Lang sind die Zeiten her, in denen man sich beim Lernen quält. Die Kommunikation, das Verstanden werden und das Verstehen sind doch am Wichtigsten. Alles andere kommt von alleine, wen du dranbleibst und Spaß an der Sprache entwickelst – nur Mut!

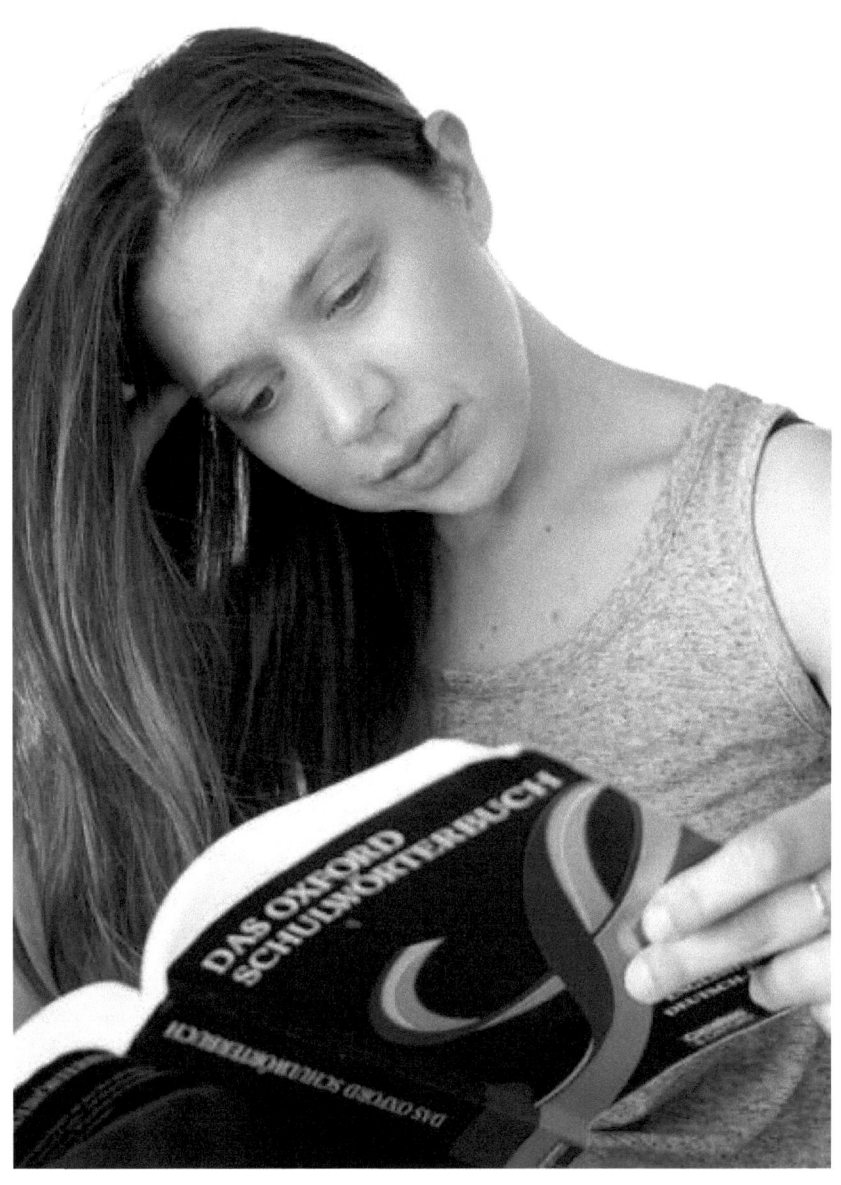

Kapitel 20

... keine Geburtstagsfeiern mögen

Wer mag schon altern. Klar, niemand gern. Aber feiern ist doch so schön, oder nicht? Aber ist es so ungewöhnlich, wenn man nicht gerne Partys feiert?

Man beobachtet es doch immer wieder. An einem "wichtigen Feiertag" (nicht im Sinne der gesetzlichen Feiertage, sondern es sind die Tage gemeint, an denen viele Leute feiern), z.B. Fasching, Halloween, Sylvester oder der eigene Geburtstag, ist man entweder allein daheim und verlebt einen ganz normalen Tag oder ist zu Besuch bei den Eltern (wenn man noch zuhause wohnt). Sieht oder hört das jemand, ist man ein Nerd, eine traurige Gestalt, ein "Mensch ohne Freunde" (kurz: MOF), erbärmlich oder was immer einem noch einfallen mag. Ich denke, ihr kennt noch mehr Wörter dafür.

Ich war früher sehr gerne unterwegs, von Freitag bis Sonntag – immer! Mittlerweile, klar, wenn man älter wird, wird das feiern auch weniger. Aber an einem Geburtstag finde ich schon, dass es sich gehört, etwas unter die Leute zu gehen oder zumindest die Verwandtschaft einzuladen.

Ehrlich gesagt kann mein Cousin das Feiern so gar nicht leiden. Was natürlich damit zusammenhängt, dass er genau so jemand ist, der an Sylvester lieber zuhause ist und liest, zockt oder schläft und sich dementsprechend immer wieder dafür rechtfertigen muss, wie er es denn bitteschön wagen kann, an Sylvester nicht Party machen kann. Selbst an seinem 35. Geburtstag hat er keinen eingeladen, ich warte heute noch darauf, aber wahrscheinlich kann er Partys einfach nicht ausstehen und ist lieber allein.

Reden wir mal von Feiern allgemein – macht dir das überhaupt keinen Spaß? Ich würde sagen, sich in der Freizeit mit einer

Gruppe Leuten treffen, um Spaß zu haben ist ja schon Feiern. Und auch ein Geburtstag kann man auf viele verschiedene Arten feiern – ein Abendessen, eine kleine Tee- oder Kaffeerunde, einen Filmabend mit Freunden, …

Hat es auch etwas mit dem Älterwerden zu tun? Bis ca. 10 Jahren mag man ja seinen Geburtstag noch sehr, ist aufgeregt, lange bevor der große Tag kommt. Die Feiern sind meist total aufregend und die Geschenke lang ersehnt. Je älter man wird, desto „reizloser" wird vielleicht auch das Ganze. Hinzu kommt womöglich auch noch die Jahreszeit. Ich habe im Juli Geburtstag – finde ich super! Man kann zu 99 Prozent immer draußen feiern. Mein Cousin hingegen hat Ende November Geburtstag, und da ist immer schlechtes Wetter und beeinflusst auch die Laune.

So – aber warum feiern wir unseren Geburtstag?
Ganz einfach – wir feiern, dass wir leben! Und außerdem geht es darum, dass jeder von uns – du, deine Freunde, Nachbarn, jeder Mensch – einzigartig und unverwechselbar ist.
Ich finde, es ist ein besonderer Tag. Alle Wünsche gehen in Erfüllung, es gibt etwas Besonderes zum Essen, Freunde und Verwandte kommen zu Besuch und bringen Geschenke. Alles ist fröhlicher und für vierundzwanzig Stunden ist man im Mittelpunkt und darf alles!

Rund um den Globus und in allen Kulturen gibt es Feste und Rituale, mit denen besondere Ereignisse im Leben auch besonders begangen werden: die Geburt von Menschen, ihre Taufe, die Einschulung, die Volljährigkeit oder die Hochzeit. Sogar wenn jemand gestorben ist, verabschieden sich die Lebenden mit feierlichen Ritualen in Indien z.B. von den Toten. Es kann ja auch nicht alle Tage Alltag sein. Sonst wäre das Leben langweilig.

Und zudem finde ich, es ist der eine Tag, einmal im Jahr, wo alle zusammenkommen. Die Verwandtschaft wohnt ja nicht gleich um die Ecke, aber an diesem einen Tag macht man sich die Mühe, um den besonderen Anlass zu feiern. Man trifft sich, redet, feiert und genießt den Geburtstagskuchen.

Folgt bald ein runder Geburtstag? Dann lade dieses Mal deine Freunde oder Verwandte ein, du wirst schon sehen, wie gut es eigentlich tut, gefeiert zu werden!

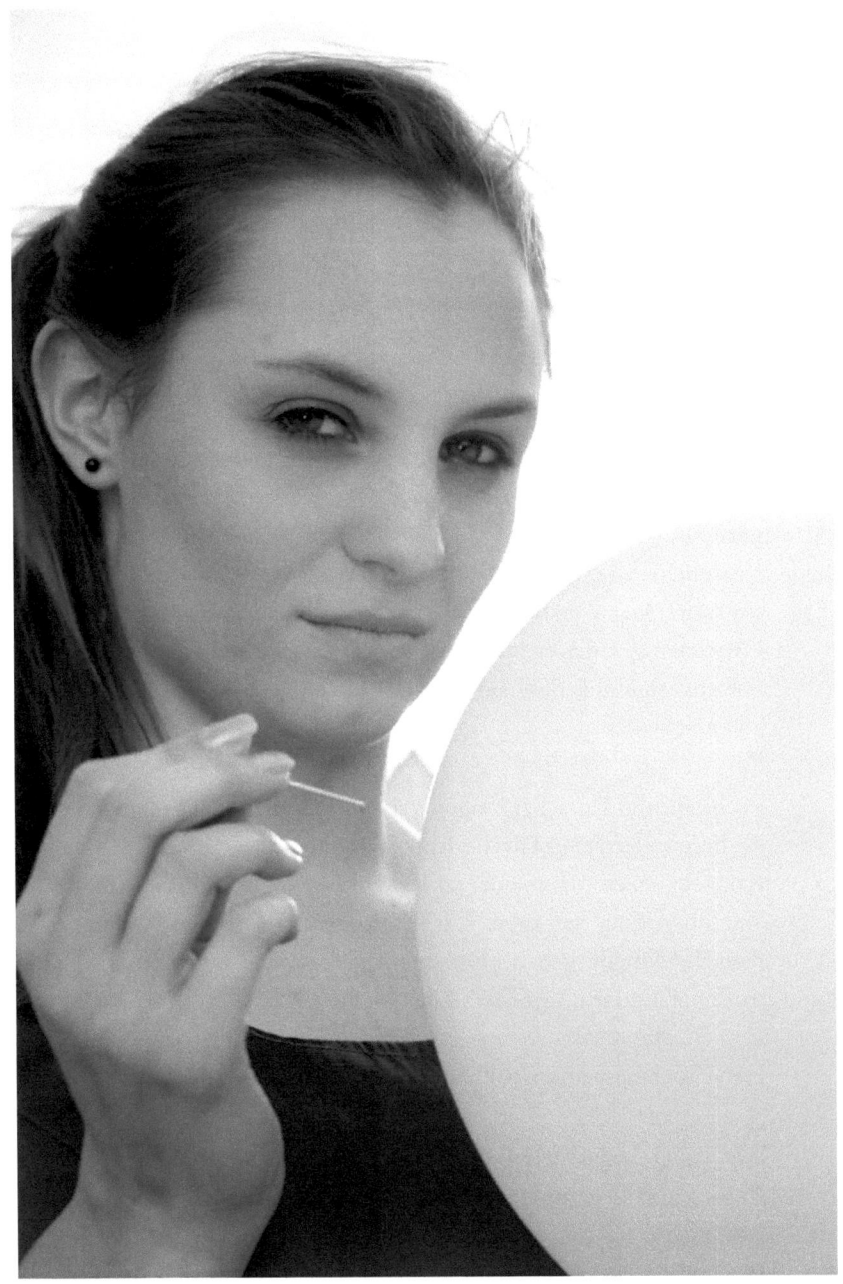

Kapitel 21

... Entscheidungen treffen

Wir alle treffen Tag für Tag Entscheidungen – in finanzieller, beruflicher, partnerschaftlicher oder gesundheitlicher Hinsicht. Das beginnt schon beim Aufwachen. Soll ich liegenbleiben oder aufstehen? Soll ich arbeiten gehen oder nicht? Und das setzt sich so bis zum Schlafengehen fort.

Mit solch alltäglichen Entscheidungen haben wir in der Regel keine Probleme. Viele Menschen tun sich jedoch schwer, eine Entscheidung zu treffen. Sie machen sich Druck, die richtige bzw. perfekte Entscheidung fällen zu müssen, schieben die Entscheidung endlos auf und lassen dann doch alles beim Alten, weil sie Angst haben, eine falsche Entscheidung zu treffen. Gleichzeitig sind sie unzufrieden mit sich, es nagt an ihrem Selbstwertgefühl, dass sie unentschlossen und unfähig sind, sich zu entscheiden.

Probleme mit Entscheidungen haben Menschen meist dann, wenn sie befürchten, eine falsche Entscheidung zu treffen, die negative Konsequenzen für sie oder andere haben könnte und sie dafür zur Verantwortung gezogen werden könnten. Bei der Angst vor Entscheidungen geht es also nicht darum eine Entscheidung zu treffen, sondern um die Angst, eine falsche und nachteilige Entscheidung zu treffen bzw. die Forderung, die richtige Entscheidung treffen zu müssen.

Wir haben Angst, eine falsche Entscheidung zu treffen, weil wir Angst vor Verantwortung, Angst vor Fehlern, Angst vor Ablehnung und Angst vor Kritik haben. Ist ja auch bei einem Jobwechsel so. Warum sind manche jahrelang auf derselben Position, obwohl sie so viel studiert haben und mehr machen könnten? Eigentlich gehört hier nur ein bisschen mehr Mut dazu. Aber nein, man hat Angst, mit den negativen Konsequenzen seiner Entscheidung nicht fertig zu werden. Was, wenn der neue Job doch nicht so toll ist? Was, wenn man nach ein paar Monaten herausfindet, dass der Chef doch kein netter Typ ist?

Es mangelt uns also am nötigen Selbstvertrauen, mit einer falschen Entscheidung leben zu können. Je nachdem, wie viel Bedeutung wir den Folgen einer falschen Entscheidung beimessen, ist die Angst stärker oder schwächer. Meist sind diese Nachteile des Nichtentscheidens unangenehmer, als die, wenn wir eine falsche Entscheidung getroffen hätten.

Die Dinge auf sich zukommen lassen und andere für einen entscheiden lassen, ist also keine Lösung. Wie du die Angst vor Entscheidungen überwinden kannst?

Frage dich bei Entscheidungen, ob es wirklich um Leben und Tod geht. Oftmals überschätzen wir die Bedeutung einer Entscheidung und deren Konsequenzen für unser Leben. Wäre es wirklich eine Katastrophe, wenn sich die Entscheidung als falsch herausstellen würde? Und was hätte dies tatsächlich für Konsequenzen? Denk mal daran: die meisten Fehler lassen sich korrigieren und somit ist der Einfluss auf unser Leben gering. Außerdem, Fehler sind Lernerfahrungen und gehören zum Leben und Lernen. Es ist unmöglich, etwas zu lernen, ohne dabei Fehler zu machen. Und das ganze Leben ist ein einziges Lernen. Und hey, wenn es mal eine falsche Entscheidung war, so what? Das gehört doch dazu. Verzeih dir dann selbst und mach dir das

Leben mit Vorwürfen nicht unnötig schwer. Du hast dein Bestes gegeben, um eine richtige Entscheidung zu treffen. Du kannst ja nicht in die Zukunft sehen um alle Konsequenzen abwägen zu können. Mach das Beste aus der Situation.

Und zu allerletzt, stell deinen Entschluss nicht ständig in Frage. Oftmals dramatisieren wir die Folgen einer falschen Entscheidung viel zu sehr.

Ich wünsche dir daher die Kraft und den nötigen Mut, Entscheidungen zu treffen und diejenigen zu akzeptieren, die sich im Nachhinein vielleicht als falsch oder ungünstig erweisen.

Kapitel 22

... Rituale führen

Fangen wir mal mit dem Kindsein an. Als z.b. fünfjährige braucht man seinen Ablauf, damit man in einen gewissen Rhythmus reinkommt. Abendessen, am Wochenende Schlafanzug oder Nachthemd anziehen, Sandmännchen anschauen, Zähne putzen und ab ins Bett. Am besten dann noch sein Kuscheltier in der Hand, eine Geschichte und immer die gleichen Lieder.

Brauchen wir solche Rituale im Leben? Ich meine ja. Rituale sind so wichtig, gerade im Kindesalter. Das gibt Sicherheit, Geborgenheit und damit kann man viel erreichen. Und sie sind so lange gut, wie sie das Leben nicht stören.

Bei uns ist es zum Beispiel so, dass wir, als ich noch zu Hause gewohnt habe, jeden Sonntag zusammen Mittag gegessen haben. Egal, wie müde wir von der Disco am Vortag waren, oder ob ein Freund zu Besuch war, aber am Sonntag saßen wir alle gemeinsam am Esstisch. Und selbst heute versuchen wir, so oft wie möglich an einem Sonntag zusammen zu sitzen.

Unser Alltag ist so von großer Hektik und engmaschiger Zeiteinteilung geprägt. Zwischen all den Pflichten und Zwängen, Verantwortung und komplexen Problemen kommt doch die Sehnsucht, wenigstens einmal Ruhe zu finden. Wir möchten bei uns selbst zu Hause sein und in Berührung mit den eigenen Ressourcen kommen. Rituale verbessern die Atmosphäre des mitmenschlichen. Man kann ja auch mit ganz einfachen Dingen anfangen. Man kommt nach Hause, und erzählt sich eine Geschichte. Oder sonntags zündet man ein Teelicht an.

Was ich auch ganz toll fand, meine ehemalige Arbeitskollegin hat mit ihren Kindern sonntags früh nach dem Frühstück immer noch Spiele gespielt. Von Monopoly, Uno bis Mensch Ärger Dich Nicht.

Eigentlich gar nicht so schwer, oder? Trotz allem kenne ich Leute, die sich gegen so etwas wehren. Wenn man mich fragt, was es an Weihnachten zu Essen gibt, dann antworte ich jedes Jahr aufs Neue „Karpfen". Andere hingegen essen jedes Jahr etwas Anderes und feiern gar nicht. Für mich ist dies auch ein Ritual, da wir es jedes Jahr gleichmachen und ich freue mich immer wieder darauf.

Gibt es das passende Ritual für jedermann? Ich hab da zwar kein Rezept, aber ich denke trotzdem, dass die Antwort ein „Ja" sein müsste. Jedes Ritual muss den Menschen konkret berühren. Gerade Alltagsrituale geben uns Struktur und Sicherheit.

Versuch es mal. Zwischen deinem normalen Tagesablauf, die ganzen Dinge, die du aus purer Gewohnheit machst. Kannst ja mal anfangen, deinem Liebsten jeden Mittag zu erzählen, was du heute in der Kantine gegessen hast. Ein kleines Ritual, aber dadurch bringst du diesen einen Moment deines Alltags in ein besonderes Erleben.

Magst nicht? Gut, dann probiere etwas Anderes aus. Jeden Tag, wenn du an der Bushaltestelle stehst, versuchst du mal zwei Minuten die Augen zu schließen, dem eigenen Herzschlag zuzuhören, die Wolken ziehen zu lassen, und still zu werden.

So ein Ritual – bewusst gesetzt und vollzogen – wirkt auf meine Wirklichkeit, es berührt mich und tut gut. Einen Versuch ist es allemal wert – alleine, oder mit Menschen, die mit dir ein Leben in Fülle entdecken wollen.

Hier ein paar Beispiele, die ihr nicht nutzen müsst, und wenn, dann haltet es simpel und nehmt euch bewusst eine Auszeit. Oder denkt an frühere Rituale, die ihr mit eurem Partner gepflegt habt.

1)   Ein gemeinsames Morgenritual, ob bei einer gemeinsamen Tasse Tee oder Kaffee oder einem kleinen Plausch – 5 Minuten mit dem Partner reichen aus.

2)   Der gemeinsame Abendspaziergang, ob kurz durch den Garten, oder ein Bummel durch die Stadt – ein tägliches Ritual, wenn man eben morgens keine Zeit hat, mit dem anderen die Zeit zu verbringen.

3)   Einmal in der Woche etwas feiern, ob ein gemeinsames schönes Essen oder ein Glas Sekt – gibt es nicht immer einen Anlass?

4)   Jeden ersten Sonntag eine Überraschung, von Blumen, ein Kinofilm oder ein Zoobesuch – der Fantasie sind keine Grenzen gesetzt.

5)   Ein Liebesbrief – ja richtig, ein liebevoller Gedanke, etwas, das uns am anderen positiv aufgefallen ist, oder auch nur eine Morgendliche SMS mit „Ich liebe Dich".

Kapitel 23

... auf eine Kontaktanzeige antworten

Okay – ich gebe zu, dass es heutzutage gar nicht mehr so üblich ist, jemanden über eine Kontaktanzeige zu suchen. Aber vor einigen Jahren gab es noch das „Single-Magazin" mit den Junggesellen der Region. Und wenn man sich das mal genauer anschaut, sind da schon auch nette Leute mit dabei. Warum also nicht einfach mal schreiben oder selbst eine Anzeige aufgeben?

Im Prinzip mag ja niemand gern alleine sein. Und solche Anzeigen haben natürlich nicht nur Vorteile. Andererseits, Augen zu und durch. Der- oder Diejenige, die die Anzeige geschaltet hat, möchte ja einen Partner kennenlernen – warum dann nicht drauf antworten? Zieh es einfach durch! Du hast nichts zu verheimlichen, und bestimmt nichts zu verlieren. Ob dick oder dünn, groß oder klein – es gibt niemals eine Garantie, dass man allen Menschen gefällt. Man muss immer damit rechnen, dass man entweder des anderen Typ ist oder auch nicht.

Du denkst du bist nicht hübsch? Hast vielleicht 125 kg bei einer Größe von 1,65 m? Na und – zu jedem Topf gibt es einen Deckel. Auch wenn du wegen Deines Fotos Absagen bekommen solltest, nimm es nicht persönlich. Mach dich ein bisschen zurecht und schinde einen guten ersten Eindruck! Und wenn er es nicht ist, na dann vielleicht der Nächste! Ja nicht an ein Aufgeben denken, denn das hilft nicht.

Man muss heutzutage natürlich auch aufpassen, dass man nicht auf irgendwelche „Fake-Profile" hineinfällt. Wenn du dich mit jemanden aus dem Internet triffst, dann bitte nicht, weil ihr beide krampfhaft nach einer Beziehung sucht, sondern weil man sich erst einmal gut versteht, auf der selben Wellenlänge ist, zusammen lachen kann und sich sympathisch ist. Wenn sich mehr daraus ergibt – ja super, dann gratuliere. Und wenn nicht, dann hast du vielleicht einen Freund fürs Leben gefunden.

Oder ist es Dir grundsätzlich so wichtig, anderen zu gefallen, und bevor du keine Antwort von dem Typ oder der Frau kriegst, schreibst du sie erst gar nicht an? Es kommt nun mal hin und wieder vor, dass man, aus welchen Gründen auch immer, mit einem Menschen nicht zurechtkommt. Und in diesem Stadium der Bekanntschaft oder des Kennen Lernprozesses würde ich da einfach nur die Schultern zucken und sagen: „Na gut, dann eben nicht – da draußen gibt es noch viele Mütter mit hübschen Söhnen!"

Oder befürchtest du, dass die Person hinter der Kontaktanzeige vielleicht jemand aus dem Bekanntenkreis ist? Ein Mann von der Arbeit, oder die Nachbarstochter? Sei ein bisschen neugierig und trau dich, vielleicht ist es auch ein Neuanfang in deinem Leben. Nicht zu viele Gedanken machen, was sein könnte wenn etc., denn dadurch blockiert man sich nur selbst.

Gerade dann, wenn du dich frisch getrennt hast, oder noch im Trennungsschmerz bist, ist es gut, möglichst schnell wieder unter Leute zu gehen und auch, wieder neue Dates zu verabreden. Natürlich alles in Maßen und nur, wenn du wirklich Lust dazu hast. Und überleg mal, wenn du deinem Traumpartner begegnest, und es auch noch funktioniert – das tut doch dem Ego auch sehr gut!
Also, fass Deinen Mut zusammen und probiere es aus. Kauf dir mal eine Zeitung oder schau mal im Internet nach – da gibt es ja auch diverse Single-Börsen. Fasse deinen Mut zusammen und probiere es aus. Zu jedem Erfolg gehören auch ein paar Niederlagen.

Und sieh es doch mal so, ist doch schön, dass es noch Kontaktanzeigen gibt! Das lässt doch hoffen, dass sich zwei Herzen zusammenfinden!

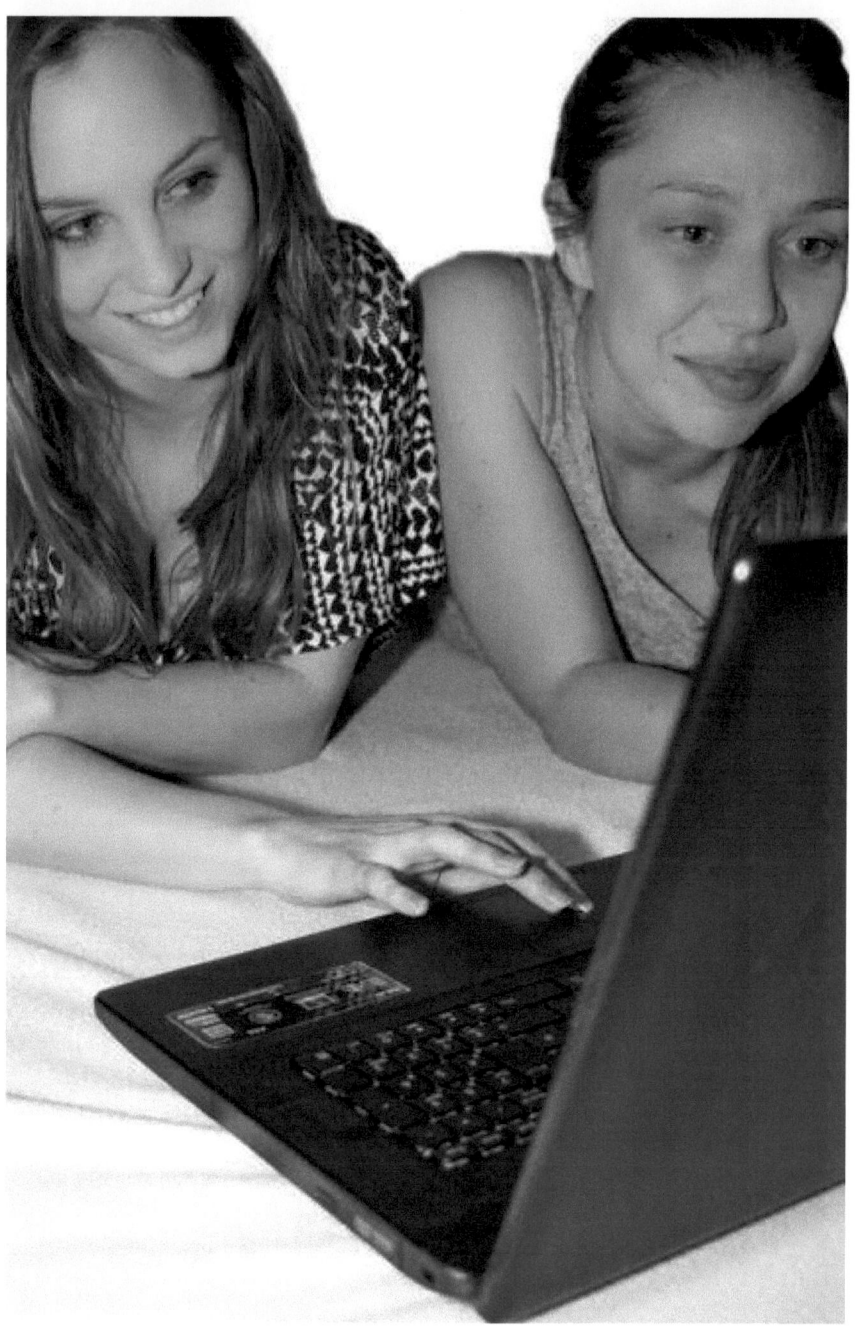

... tanzen

Schon mal in der Disco gewesen und mal geschaut, wie viele nur am Rand stehen, und mit dem Kopf wippen? Ich persönlich singe im Auto leidenschaftlich gern und tanze auch zu Hause mal, aber in der Öffentlichkeit? Nein, sofern nicht wirklich viel los ist, traue ich mich es nicht.

Ein anderer würde jetzt sagen: „Trink vorher ein zwei Schlucke, damit man lockerer wird." Aber ob das wirklich hilft? Mit meinem Bruder habe ich vor Jahren einen Tanzkurs besucht, das ist ja nicht so schlimm, denn man ist da mit ein paar anderen Paaren und lernt in vier Monaten die Grundschritte und Tanzrichtungen, die ich womöglich nie wiederverwenden werde.

Anderes Beispiel ist eine Freundin. Ihr hat mal ein Typ, den sie mit 16 Jahren in der Disco kennenlernte, gesagt, dass sie nicht tanzen könnte. Also hat sie seitdem nie wieder getanzt, weil sie immer dachte, es würde wirklich lächerlich aussehen. Nun denkt sie, dass sie diese „Ausprobierphase", wie man sie eben in den ersten Discojahren hat, einfach vorbei ist, und sie es verpasst hat. Wenn man sie fragt, mit tanzen zu gehen, folgt ein Nein, da sie sich schämt. Lust hat sie, aber anderen gegenüber wirkt sie wie ein Tanzmuffel.

So – was tun wird jetzt dagegen? Am besten, wenn du alleine zu Hause bist, erst mal einen großen Spiegel aufstellen! Such dir im Web Videos mit deiner Lieblingsmusik aus und beobachte mal, wie die Frauen oder Männer da tanzen. Schau dir es meinetwegen 1.000-mal an, so oft du willst. Jetzt stell dich vor den Spiegel und versuch das nachzutanzen, und du wirst sehen, wie so oft: Übung macht den Meister!

An die Frauen, wenn ihr gerne mit High Heels in den Club gehen möchtet – dasselbe! Es ist schrecklich andere Frauen in High Heels zu sehen, wenn sie nicht richtig damit laufen geschweige denn tanzen können.

Du stehst auf HipHop? Dann geh zur nächsten Volkshochschule oder einer Tanzschule und frag mal nach, ob es auch Anfängerkurse gibt. Was auch immer du tust und lernst, es bietet dir und deinem Körper beim Tanz und in der Bewegung eine fantastische Sicherheit. Niemand wird dich dort auslachen oder beschämen, denn alle fangen ja auf demselben Level an. Es ist zudem ein ganz anderes Völkchen in den Tanzschulen. Vielleicht lernst du da auch Leute kennen, mit denen du dann das erste Mal zum Tanzen ausgehst. Denn dann seid ihr in der Gruppe und könnt zusammen Spaß haben und vielleicht noch gemeinsam weiterführende Kurse besuchen.

Und die, die meinen kein Rhytmusgefühl zu haben – Blödsinn. Es gibt eben mehr oder weniger begabte Menschen in Sachen Rhytmusgefühl, trotzdem heißt es nicht, dass man das nicht lernen könnte. Hör ein Lied, und versuch dazu zu klatschen, vielleicht trainierst du das ein bisschen, und versuchst das mit Liedern in verschiedenen Geschwindigkeiten. Und wenn du das Glück hast, dass dein Partner ein guter Tänzer ist – dann hast du schon die halbe Miete! Denn dann reist er dich mit und du musst eigentlich nur noch folgen.

Hol dir deine Lieblingsmusik und fang einfach an, erst mal im Sitzen mit einem Fuß im Rhythmus mitzutippen. Wenn das klappt, dann steh auf und tippe mit beiden Füßen abwechselnd im Rhythmus mit. Versuche dich von der Musik „anstecken" zu lassen und langsam, immer mehr, deinen Körper mit im Rhythmus bewegen zu lassen. Lass die Musik, den Rhythmus durch deinen Körper fließen.

Wenn du das öfter machst und merkst, dass dir das Freude macht, dann ist jetzt der richtige Zeitpunkt, um mit den besten Freunden mal tanzen zu gehen oder sich für einen Tanzkurs deiner Wahl anzumelden.

Und wenn das alles nicht hilft – es gibt sogar auf den neuen Spielekonsolen wie Wiii oder Kinect die Möglichkeit, dein Lieblingslied nachzutanzen! Da lernt man Hip Hop und Disco zu tanzen und deine Bewegungen werden auf die Richtigkeit abgescannt!

Und noch ein Grund, warum Tanzen eine gute Sache ist: Es ist erwiesen, dass Rentner, die regelmäßig tanzen, viel seltener an Alzheimer erkranken, als solche, die nicht tanzen. Das Tanzen regt scheinbar ganz besondere Regionen im Gehirn an, und das hält zudem auch noch körperlich fit.

Tanzen bedeutet Lebensfreude – hol sie dir zurück und tanze, bis deine Füße wehtun! Denn Tanzen kann sogar heilsam sein.

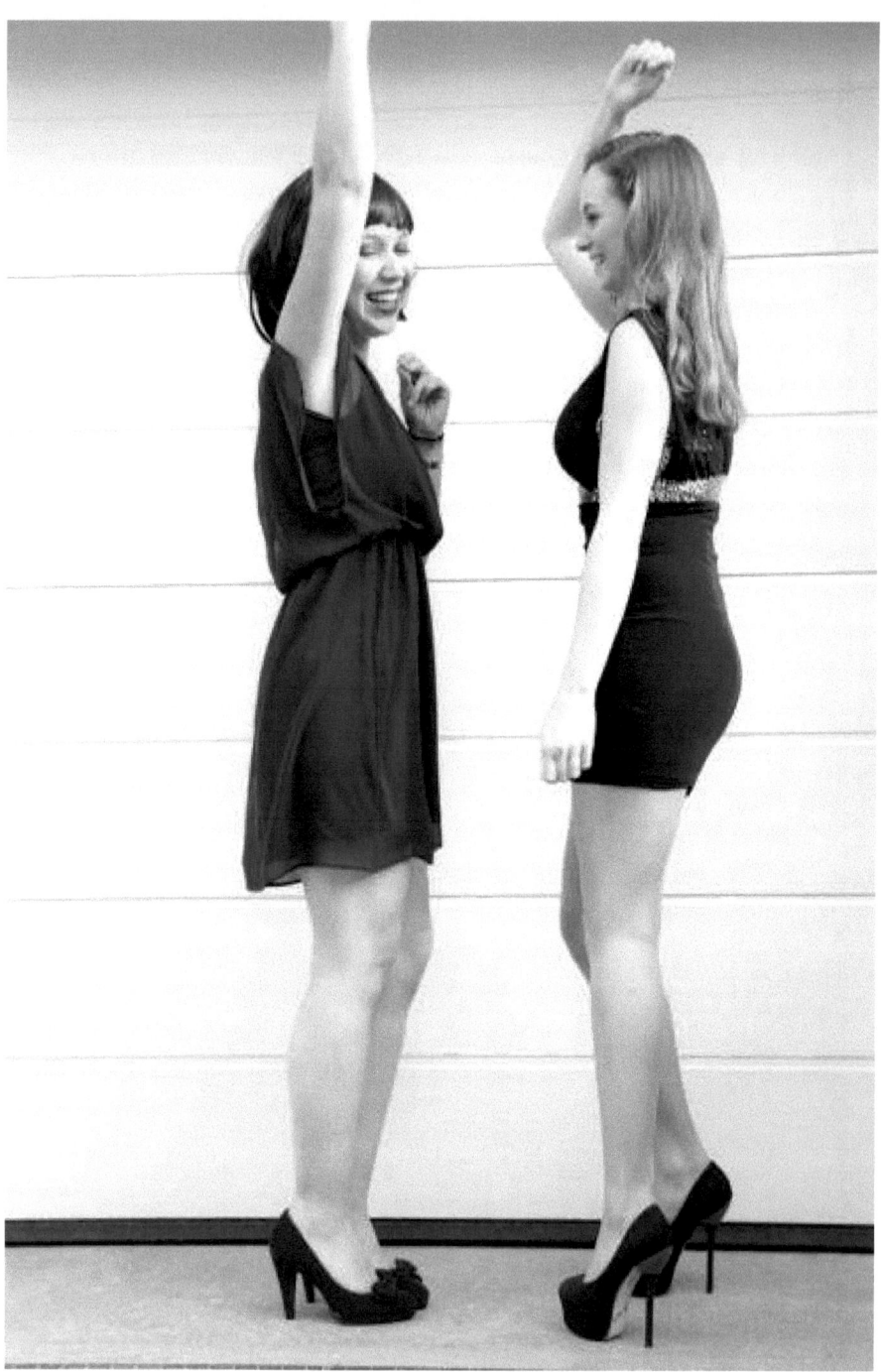

Kapitel 25

… spontan sein

„Leben ist das, was passiert, während du eifrig dabei bist, andere Pläne zu machen." Und doch ist es nicht immer leicht, spontan zu sein. Besonders für die, die ihren eigenen Alltag und den der Familie zusammenhalten müssen. Wie offen ist dein eigenes Leben?

Ich weiß noch ganz genau, es war im Jahr 2005. Ich hatte einen Nebenjob in einem Schuhladen, und es war freitagnachmittags. Simone, damals Azubi, und ich wollten schon immer mal nach Paris. Wir schauten uns an und meinten spontan: „Sollen wir zum Flughafen und nach Paris fliegen?" Und wir bejahten es beide. Also ging es zum Flughafen, mit 'nem günstigen Ticket nach Paris, am nächsten Tag wieder zurück, und direkt wieder zum Job. Es war so toll, diese eine Nacht in Paris! Und es bleibt mir bis heute in Erinnerung.

Ob man spontan sein erlernen kann? Es gibt ja auch Situationen, in denen mal verbal angegriffen wird, und erst nach einer Stunde oder so fällt einem ein, was man hätte kontern können. Aber dann ist die Chance vorbei. Oder es sagt jemand was und erst nach einiger Zeit fällt einem auf, dass das kompletter Blödsinn war. Ich meine, so nach und nach lernt man aus seinen Fehlern und irgendwann antwortet man viel schneller.

Mein Kumpel, zum Beispiel, kann nichts machen, ohne sich vorher einen Plan überlegt zu haben, wie, wo und wann er etwas machen wird. Bei wichtigen Dingen, aber auch bei so Sachen, wie z.B. die Wochenendplanung. Und da er immer nur einen einzigen gut überlegten Plan in seinem Kopf hat, ist es die Katastrophe für ihn, wenn es mal nicht nach seinen Vorstellungen abläuft. Ich glaube einfach, dass er nicht spontan sein kann, was ich sehr schade finde. Ich befürchte, dass er ein schreckliches Gefühl hat, wenn er nicht weiß, was passieren könnte.

Aber wie bei anderen Defiziten auch kann man natürlich auch hier ein bisschen dazulernen, wenn man sich oft Situation aussetzt, in denen man spontan sein muss. Das ist sicherlich vor allem sinnvoll, wenn es das Alltagsleben behindert, wie in seinem Fall.

Ich habe selbst an mir beobachtet, dass man mit steigendem Selbstbewusstsein auch an Spontanität gewinnt. Denn Unsicherheit oder gar Ängste sind wahre Spontanitätskiller, sie sorgen für Blockaden und Hemmungen, etwas zu tun, von dem man eigentlich weiß, dass es richtig ist, trotzdem zögert man.

Gerade wenn schönes Wetter ist, ist es doch so cool, spontan zu sagen: „Weißt was, wir fahren kurz für ein Eis nach Rottenburg." Egal ob es eine Stunde weit weg ist, und ich vielleicht etwas anderes vorhatte, aber das alles kann doch warten. Denn morgen regnet es vielleicht wieder und dann hätte ich diese Chance verpasst.

Sich einfach mal fallen lassen. Nicht überlegen, was passieren könnte, oder wie viel Benzin dadurch verbraucht wird oder oder oder …! Lass dich einfach mal mitreisen und schaue, was dir der Tag oder der Abend so bringt. Sollte es doch in eine Richtung laufen, die dir nicht gefällt, kannst du dich immer noch um entscheiden. Versuche doch mal, über deinen Schatten zu springen. Dinge zu tun, die du fürchtest. Wenn dir das gelungen ist, wirst du überrascht sein, wie einfach es war. Und du wirst wahnsinnig stolz auf dich sein, es getan zu haben. Diese Erfahrungen stärken dich, immer öfter neue Herausforderungen spontan anzunehmen. Am besten, du fängst mit kleinen Dingen an.

Das Problem, spontan auf geänderte Situationen reagieren zu können, hat man auch dann, wenn man die eigene Situation besser im Griff haben möchte und wenn man sich nach geordneten und sicheren Verhältnissen sehnt. Die Einstellung geht normalerweise wieder von selbst weg oder bessert sich. Vielleicht hast du momentan auch viele Unsicherheiten im Leben und der Familie – aber nimm es nicht so tragisch.

Fragt dich also deine Arbeitskollegin, ob du heute Abend mit ins Kino gehst – sag einfach ja! Denk nicht drüber nach, wie viel Geld das jetzt kosten würde, und welche TV-Sendung du vielleicht verpasst. Einfach mal ja sagen, und das Leben genießen.

Solltest du doch scheitern, ist die Enttäuschung natürlich erst mal groß. Aber lass dich nicht entmutigen. Immer weitermachen. Das sollte ein kontrolliertes und geplantes Ziel von dir sein.

Kannst du jetzt spontan sein?

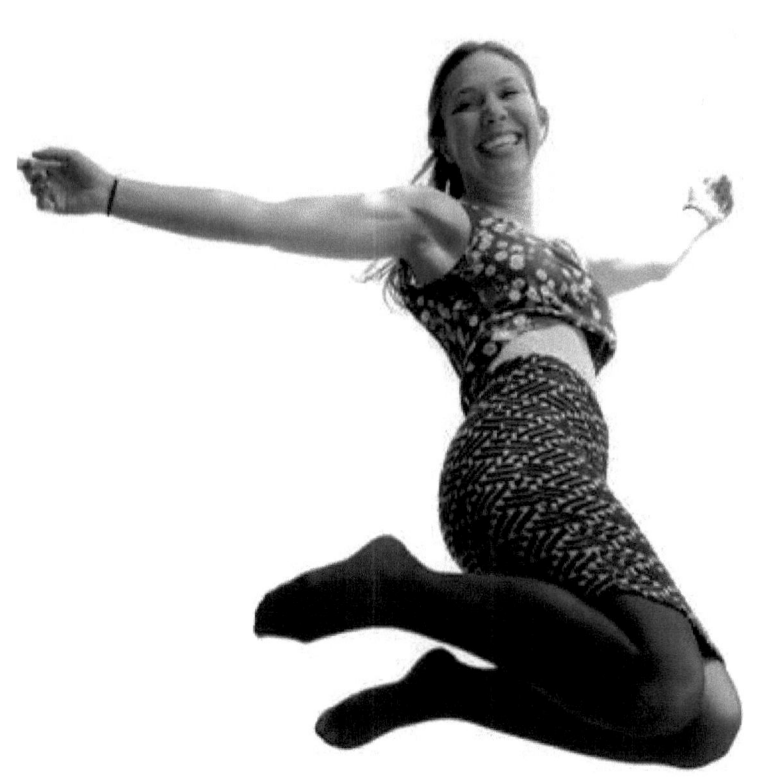

Kapitel 26

... „nein" sagen

Kennt ihr das Gefühl? Ich kann einfach nicht NEIN sagen. Es fängt an bei Verabredungen, auf die ich eigentlich gar keine Lust habe und hört auf beim Einkaufen, obwohl ich gar kein Geld habe. Fast jede Woche werde ich von irgendeiner Freundin oder Arbeitskollegin gefragt, ob wir nicht dies oder das unternehmen wollen. Anstatt zu sagen: „Nein, ich habe keine Lust oder keine Zeit oder kein Geld", sage ich zu 99 Prozent zu. Immer wieder mache ich Sachen, die ich eigentlich gar nicht will.

Eine Arbeitskollegin ist ganz schlimm. Sie hat scheinbar sehr viel Geld, denn sie geht sehr oft shoppen. Dann überredet sie mich mitzukommen und ich kaufe dann auch was, obwohl ich es mir nicht leisten kann.

Aber es geht mir in vielen Situationen so – auch in der Arbeit an sich. Einfach eine potenzielle Ja-Sagerin, aber ich bin grade dabei „umzudenken". Ich meine, niemand wird sich dir abwenden, wenn du einfach mal das Wort „Nein" in den Mund nimmst. Und du musst das Wort noch nicht einmal benutzen, es einfach nur gut „verpacken". Müssen wir wirklich Everybody's Darling sein?

Leute, die oft „nein" sagen, gelten gleich als zu streng, weil man doch meist auf eine negative Antwort ein paar zickige Reaktionen bekommt. Andererseits, na und? Muss man es immer jedem Recht machen?

Oftmals wird man ziemlich schnell von den Leuten ausgenutzt. Am schlimmsten ist es ja noch, wenn man privat und beruflich miteinander zu tun hat, da fällt einem das „Nein" sagen gleich noch mal schwerer. Scheuen wir uns vor dem Konflikt und wollen unbedingt jedem gefallen?

Ich glaube, es gibt Leute, die schätzen es sehr, wenn man direkt ist. Und dazu gehört auch offen und ehrlich mal ein „Nein" zu sagen. Und man kann das „Neinsagen" ja auch lernen. Niemand kann dich weniger leiden, nur weil du mal nach deinem eigenen Gusto entscheidest.

Solange du immer schön ja und amen sagst, werden dich die anderen weiter ausnutzen. Hau mal auf den Tisch und sag NEIN. Einfach nein zu sagen, ohne Begründung würde ich mich es im Beruf vielleicht auch nicht trauen, aber andererseits, wem bist du denn im Privatleben eine Rechenschaft schuldig?

Fang doch einfach mal an, damit, dass du sagst, ich würde heute lieber gerne daheimbleiben oder ich würde lieber mit meinem Freund was unternehmen – ist doch völlig okay. Das ist wichtig, sich auf keinen Fall zu rechtfertigen, warum man ablehnt. Du wirst erstaunt sein über die Reaktion. Übrigens ist eine gesunde Portion Egoismus lebenswichtig, so wie die Erkenntnis, nicht „everybodys darling" sein zu können. Schließlich magst Du ja auch nicht jeden Menschen, mit dem Du es zu tun hast. Wenn man es schafft, ganz ruhig und klar zu sagen, dass man dazu jetzt einfach nicht wirklich Lust hat, oder dass man mal Zeit für sich braucht, dann ist der andere meist noch nicht mal böse. Und wenn er's doch ist, kann man sich eh schon mal ziemlich sicher sein, dass es kein wirklicher Freund ist.

Es ist halt ein Prozess, mit Höhen und Tiefen.
Ganz praktisch der Tipp, das Nein-Sagen einfach mal zu üben, indem du es schon einmal laut aussprichst, oder in ‚einfacheren' Situationen, schon mal öfters nutzt. Außerdem, es tut dir selbst am Ende so viel besser, wenn du ganz geradeheraus, ganz schlicht und ohne Umschweife einfach die Wahrheit sagen kannst – du solltest es einmal ausprobieren – gegen alle inneren Widerstände. Einfach mal ausprobieren, was passiert. Was wäre das Schlimmste, was dir passieren könnte?

Vielleicht machst du dir auch klar, dass ein Ja zu deiner Kollegin ein Nein für deinen Freund bedeutet, und vor allem ein Nein dir selbst und deinen Bedürfnissen gegenüber. Überleg dir ganz genau, was du selber willst und was nicht, vielleicht schreibst du es mal auf, versuch bei diesem Gefühl zu bleiben, wenn du dann wirklich mal Nein sagst. Es ist egal, wie dein Gegenüber sich dann fühlt, vielleicht steigst du ja gar in ihrer oder seiner Achtung, wer weiß.

Hier ein paar Tipps, mit denen es vielleicht bald leichter fallen wird:

1)   Nimm dir etwas Bedenkzeit, um nicht vorschnell mit „Ja" zu antworten.

2)   Finde heraus, warum es dir so schwerfällt, „Nein" zu sagen.

3)   Sei dir im Klaren, welchen Preis du zahlst, immer ein „Ja-Sager" zu sein

4)   Es ist dein gutes Recht, also erlaube dir auch mal, spontan „Nein" zu sagen

5)   Lerne, auf sanfte und respektvolle Art „nein" zu sagen

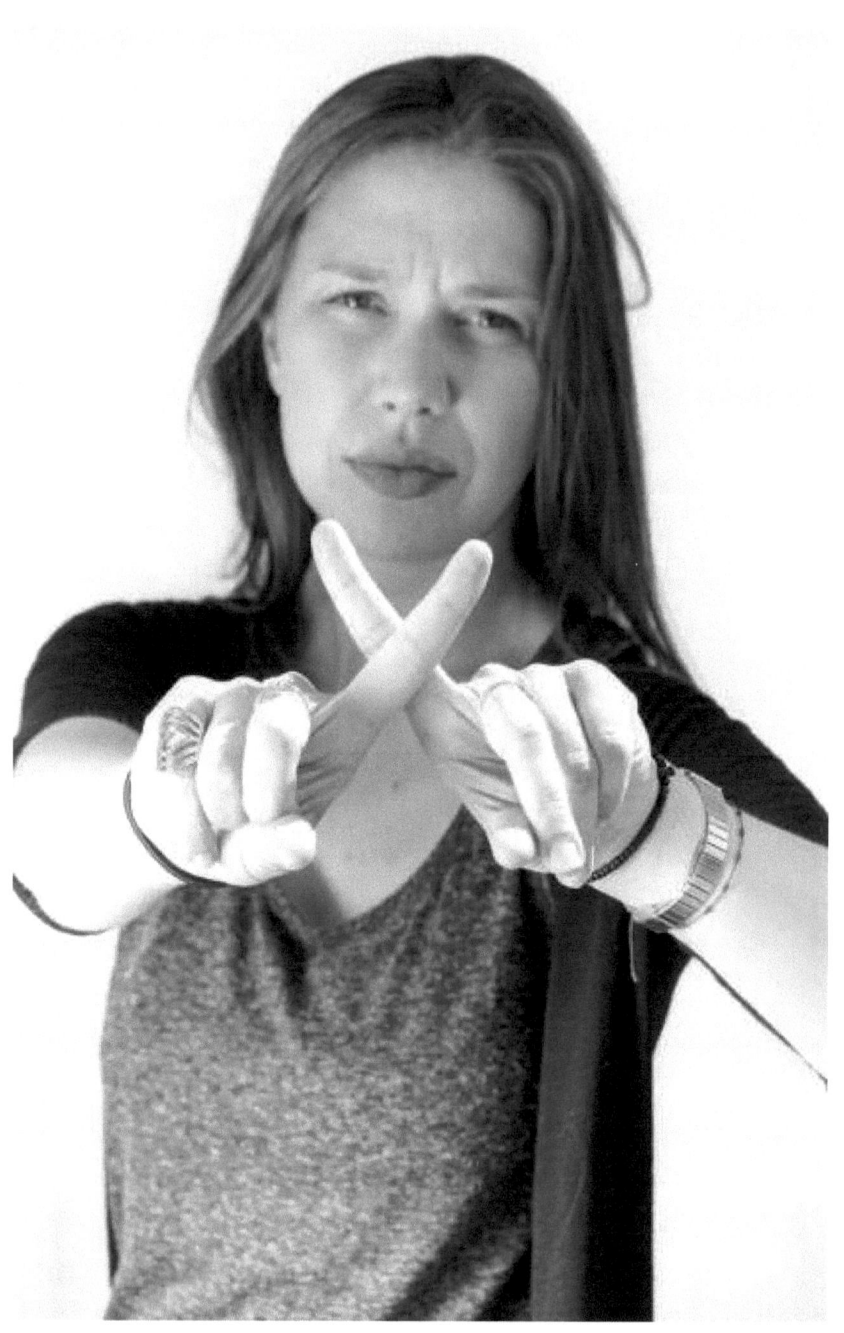

Kapitel 27

… schwimmen

Man glaubt es kaum, wie viele Leute nicht schwimmen können. Als ich meinen Mann vor fünf Jahren kennenlernte, und man muss dazu sagen, dass wir beide auf dem Schiff gearbeitet haben, sagte er mir, dass er nicht schwimmen könne. Für mich war es doch sehr überraschend, denn heutzutage lernt man ja schon in der Grundschule das Schwimmen.

Aber, als wir dann in Deutschland waren, hat er einen Erwachsenen-Nichtschwimmerkurs besucht, und seitdem macht es ihm richtig Spaß. Es ist gewiss keine Schande, nicht schwimmen zu können, aber es kann einem auch das Leben retten.

Und ich finde, gerade, wenn man in den Urlaub geht, gibt es doch nichts Schöneres, als das warme tolle Meerwasser genießen zu können. Oder stell dir mal vor, du hast irgendwann Kinder. Mit denen will man ja auch ins Freibad oder Hallenbad. Dann kann man den Kindern nicht helfen oder ihnen das Schwimmen beibringen.

Die Hoffnung ist für keinen verloren. Wenn du es lernen willst, schaffst du es auch. In dem Kurs meines Mannes waren sogar 70-Jährige Damen, die sich endlich aufgerafft haben, schwimmen zu lernen. Und es ist so toll, die Fortschritte zu sehen. Im Kurs ist jeder gleich. Und jeder hat seine Ängste. Nur darf man keine Angst vor dem Wasser haben. Sei ein Teil dieses Elements und lasse dich davontragen. Und wenn du die ersten paar Male mit einer „Schwimmnudel" unterwegs bist – egal was die anderen denken.

Entweder, du gehst allein in einen Kursus und lernst es dort, oder aber – und das finde ich viel mutiger – du sagst es deinen Freunden. Erkläre einfach, dass du es nie richtig gelernt hast und bitte sie, es dir beizubringen. Wer dann lacht, hat es nicht verdient, ein Freund zu sein. Jeder echte Freund ist sofort dabei und ist hinterher stolz, wenn es geklappt hat. Ehrlich. Trau dich nur. Klar werden die Leute erst einmal komisch oder ungläubig schauen, aber den Spaß, den ihr dann zusammen im Schwimmbad habt, das ist sicherlich unbezahlbar.

Magst nicht? Gut, dann sprich mal einen Schwimmlehrer oder Bademeister an. Vielleicht kannst du eine Stunde mit einem DLRG-Mitglied buchen. Hilft sicherlich. Denn dieser kann dich genau beobachten, dir zeigen wie du richtig atmen sollst, und die Hände richtig vorne abstößt. Simsalabim – und du wirst schwimmen können!

Und wer hätte es gedacht – im Kino spielt er Helden und im echten Leben kneift sogar ein Superstar wie Will Smith vor kaltem Wasser. Ähnlich wie Analphabetismus ist nicht schwimmen zu können für Erwachsene oftmals ein Tabuthema. Aber wie du siehst, du bist nicht alleine: ca. 18 Millionen Deutsche können nicht schwimmen. Dabei kann man die einfachen Bewegungsprozesse auch noch in fortgeschrittenem Alter lernen.

Ein Grund, warum du es nicht kannst, kann auch daran liegen, dass du Angst vor dem Untergehen hast. Geh in einen warmen Swimmingpool und leg dich mal flach ins Wasser. Du musst fürs Erste noch gar nicht mit dem Schwimmen anfangen. Es geht nur darum, ein Gefühl für das nasse Element zu bekommen. Und?

Zögere nicht, dir von einer anderen Person beim Schwimmen lernen helfen zu lassen. Zwing dich nur nicht zur Eile. Wenn es dann mit dem Schwimmen einigermaßen klappt, solltest du dich vorerst nicht überschätzen und alleine ins tiefe Becken gehen. Als sicherer Schwimmer gilt, wer 100 Meter schwimmen kann, taucht und ins Wasser springt.

Peu a peu – du wirst schon sehen, Übung macht den Meister!

Viel Glück und nur Mut!

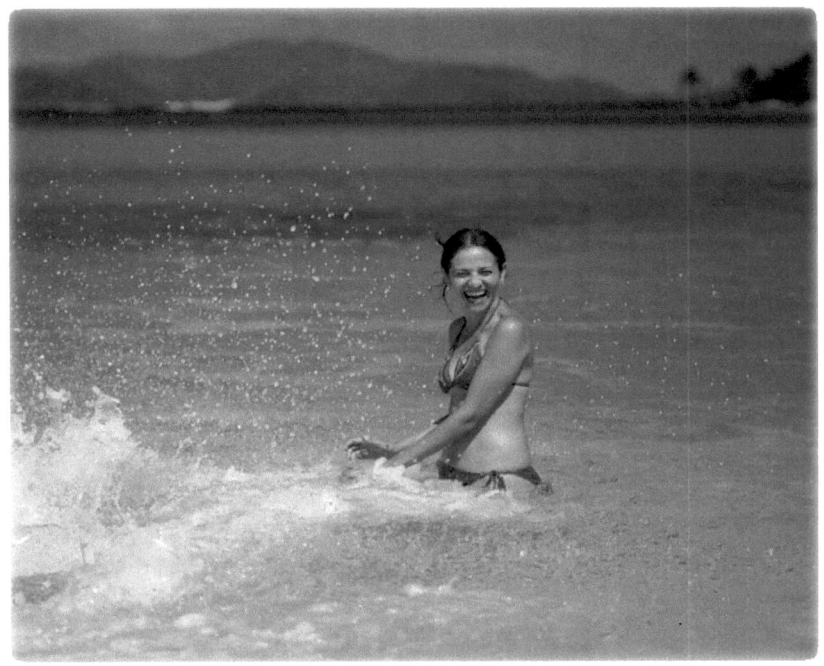

Kapitel 28

... von etwas runterspringen

Kennt ihr das auch? Da geht ihr mit der Schulklasse ins Schwimmbad, steht oben auf dem Dreimeterbrett, schaut runter, und euch wird ganz mulmig. Selbst vom Einmeterbrett zu springen ist für manche schon ein Problem. Eine Bekannte von mir meinte damals, sie habe Angst davor, dass sie aus Versehen beim
Springen auf den Beckenrand knalle oder auf etwas draufspringe.

Gut, dass man wirklich gegen einen Beckenrand knallt, bezweifle ich. Schließlich sind die Springtürme ja so konzipiert, dass man im Wasser landet. Und selbst, wen man schief oder schräg runterspringt, landet man trotzdem noch im Wasser.

Wegen dem zweiten Zweifel, dass man auf jemand drauf springt, gut, nur, wenn das Schwimmbad zu voll ist. Und selbst hier gibt es in den meisten Bädern ein extra Becken, nur zum runterspringen. Da ist ja gar niemand andres drin, also ist dieser Punkt auch schon abgehakt. Und wenn man doch Zweifel hat, dann versuche es zu Zeiten, wo das Schwimmbad leer ist, ganz früh am Morgen oder spät am Abend.

Ansonsten hilft nur eines – Augen zu und einen Schritt nach vorne oder schaue gerade aus, aber nicht nach unten, wenn es geht. Die brutale Art und Weise wäre, deine Freunde mithochzunehmen, und diese zu fragen, ob sie dir nicht einen letzten Schups geben. Einmal gesprungen, wirst du es sicher wieder tun.

Andererseits, lass eine Freundin unten aufpassen. Sie kann dir ein Zeichen geben, wenn das Wasser frei ist. Außerdem kannst du deinen Sprung auch ankündigen bevor du springst, damit die anderen ein wenig Acht geben. Wenn du springst, ist es besser, wenn du gerade ausschaust, wie schon mal erwähnt. Benutze einen einfachen Fußsprung, Arme an die Seite, den ganzen Körper strecken und geradeaus schauen. Mach einfach einen normalen Schritt nach vorn, du musst nicht abspringen, lass dich einfach hinuntergleiten.

Wenn du diese Anweisungen befolgst, kann eigentlich nichts schiefgehen. Aber selbst wenn du falsch aufkommst, passiert bei einem 1-Meter- oder 3-Meter-Brett nicht viel.

Es geht mit Sicherheit vielen so. Glaube mir, solche Dinge spielen sich ausschließlich im Kopf ab. Wenn du mit Hemmungen an etwas herangehst, gelingt es meist schlecht oder überhaupt nicht. Ich rate dir deshalb, dir vor dem Sprung immer wieder zu sagen, dass du es problemlos schaffst, denn andere, viel Jüngere oder Kleinere als Du, machen es ja auch.

Du kannst ja auch mal schauen, ob du herausfindest, wovor du eigentlich Angst hast. Ist es die Höhe oder ist es die Angst vor Schmerzen, wenn man falsch aufkommt? Oder ist es das plötzliche Eintauchen ins Wasser? Das müsste man wissen.

Wie man diese Angst vor einem Sprung überwinden kann, ist natürlich schwer. Ich überwinde normalerweise nur Ängste, indem ich mich diesen Ängsten stelle. Leichter gesagt, als getan. Ich würde erst einmal wieder klein anfangen. Wie wäre es, einfach mal vom Beckenrand ins Wasser zu springen. Sobald du einmal gesprungen bist, kannst du sicherlich schon stolz auf dich sein und dich dann steigern. Vergiss deine Angst und springe einfach immer und immer wieder. Spätestens nach dem Sprung vom 3m Turm wird die Angst verschwinden, weil dann der Kopf realisiert, dass das alles gar nicht so schlimm ist und nichts passieren kann.

Ein Bungee Sprung ist ja sicherlich ähnlich. Und dabei soll es echt toll sein. Aber es hat natürlich auch viel mit Überwindung zu tun. Natürlich hat man vor solch einem Erlebnis noch mehr Angst, ist ganz verständlich. Allerdings berichten echt viele, auch mein jetziger Chef, nur positives darüber und würden es immer wieder tun. Es sollte allerdings alles vorschriftsgemäß laufen.

Mit Meditation oder Yoga könnt ihr euch vorbereiten, ruhiger zu werden. Und wenn ihr dann so weit seid, nimmt eure beste Freundin oder den besten Freund, und wagt zum ersten Mal den Sprung!

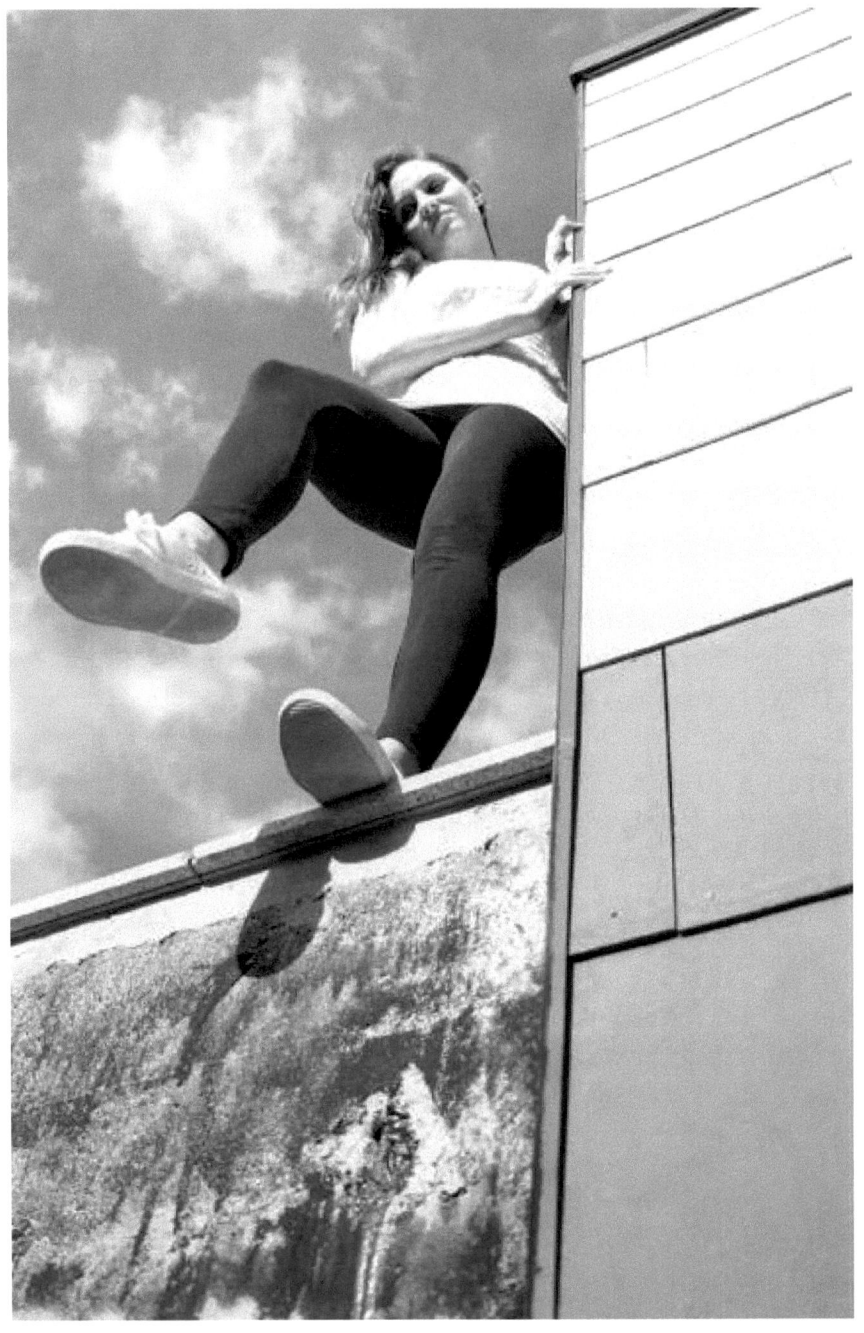

… sich für jemand anderen freuen

Da bekomm ich den Job schlecht hin, und von meinem besten Kumpel kommt nichts, null! Habe meine erste Signierstunde, und anstatt ein „ich bin stolz auf dich" – keine Reaktion! Kennt ihr die Eigenschaft, wenn man keine Emotionen zeigen kann?

Während manch einer sich über kaum etwas zu freuen scheint, und auch in den schönsten Situationen noch ein Unheil lauern sieht, freut sich der Andere schon über eine Blume am Wegesrand.

Es gibt Phasen im Leben, in denen es einem nicht gut geht, klar. Vieles läuft schief, die Beziehung steckt in einer Krise, Arbeitslosigkeit belastet einen oder der Job ist in Gefahr, Stress mit Verwandten, und so weiter. Und gerade dann, wenn man selbst unzufrieden ist, kann man sich für andere und deren Glück nicht freuen. Oft merke ich, dass ich mir lieber ein: „Super, das ist ja total klasse", wünschte, aber mein Gegenüber nicht so reagieren kann. Da kommt dann, je nach Situation, höchstens ein: „Aha, schön."

In der Arbeit gibt es auch jemanden, der sich nicht für andere freuen kann. Als Externe hat man es sicherlich schwer und bangt ständig, ob man einen weiteren Vertrag erhält. Aber dann zu lästern oder ein: „Warum die und nicht ich?", wenn eine andere fest eingestellt wird – das ist schon mies. Da kann ich dann nur sagen, was für eine kleine neidische Zicke, sorry!

Ist es so schwer, jemanden etwas zu gönnen? Wir arbeiten alle hart für unser Glück. Gut, manche mehr, manche weniger. Aber letztendlich ist es doch alles so vorbestimmt. Man sagt ja nicht umsonst „Everything happens for a reason", und so ist es auch!

Natürlich vergleicht man sich mit anderen, das ist sicherlich normal. Und es ist auch normal, dass wenn es einem schlecht geht, man sich nicht so freuen kann, wie vielleicht erwartet. Aber ich erwarte schon, ein wenig Begeisterung, wenn ich von einem Erfolg erzähle.

Mich stört allenfalls, wenn andere Freunde versuchen, alles mies zu machen, indem sie krampfhaft ein Haar in der Suppe suchen. Da holt man sich vielleicht ein neues Auto, und anstatt einem zu gratulieren, kommen dann Kommentare wie: „So ein altes Auto hätte ich mir nicht geholt!" Na vielen Dank auch, ich bin stolz, dass ich mir endlich mal einen Mercedes leisten kann, und solange das Auto fährt, und dazu noch gut aussieht, ist doch toll!

Um sich über die kleinen Dinge im Leben freuen zu können, musst du zunächst aufmerksam genug sein, diese überhaupt zu bemerken. Gehe also nicht mit „Scheuklappen" durch den Alltag, sondern sei zum Beispiel für jede Nettigkeit und jedes freundliche Wort dankbar, dass du von jemandem hörst. Das Nächste, und Wichtige, mach dich nicht „klein", indem du etwa sofort denkst, dass du die netten Worte eigentlich gar nicht verdient hast. Und wenn du von jemandem etwas geschenkt bekommst, dann stopf das Geschenk nicht gleich in irgendeinen Schrank oder in eine Schublade, sondern stell es so hin, dass du es noch eine Weile vor Augen hast und dich daran freuen kannst.
Freude wird oft als stärker empfunden, wenn sie geteilt wird. Eine nette Geste oder ein freundliches Wort sollte man daher auf seine eigene Weise erwidern, dass sich auch dein gegenüber freuen kann. Klar, es ist nicht jedermanns Sache, vor Freude Luftsprünge zu machen, muss ja auch nicht sein. Mach dir mal auch die kleinen Dinge im Leben, über die du dich freust – vielleicht ein Kuss des Partners, eine Umarmung oder einfach eine blühende Pflanze im Garten – immer wieder bewusst.

Sich mit anderen zu freuen, ohne Neid, ohne Missgunst, ist eine Gabe, die man nur selbst in sich entwickeln kann und soll, und es kann anfangs sehr schwer fallen. Dennoch, man muss seinen Willen und seine Aufmerksamkeit schulen, denn Glück zu empfingen ist das, wonach wir im Grunde streben. Und wer fähig ist, am anderen Glück ehrlich teilzuhaben, erlebt viel mehr Glück als jener, der Neid empfindet.

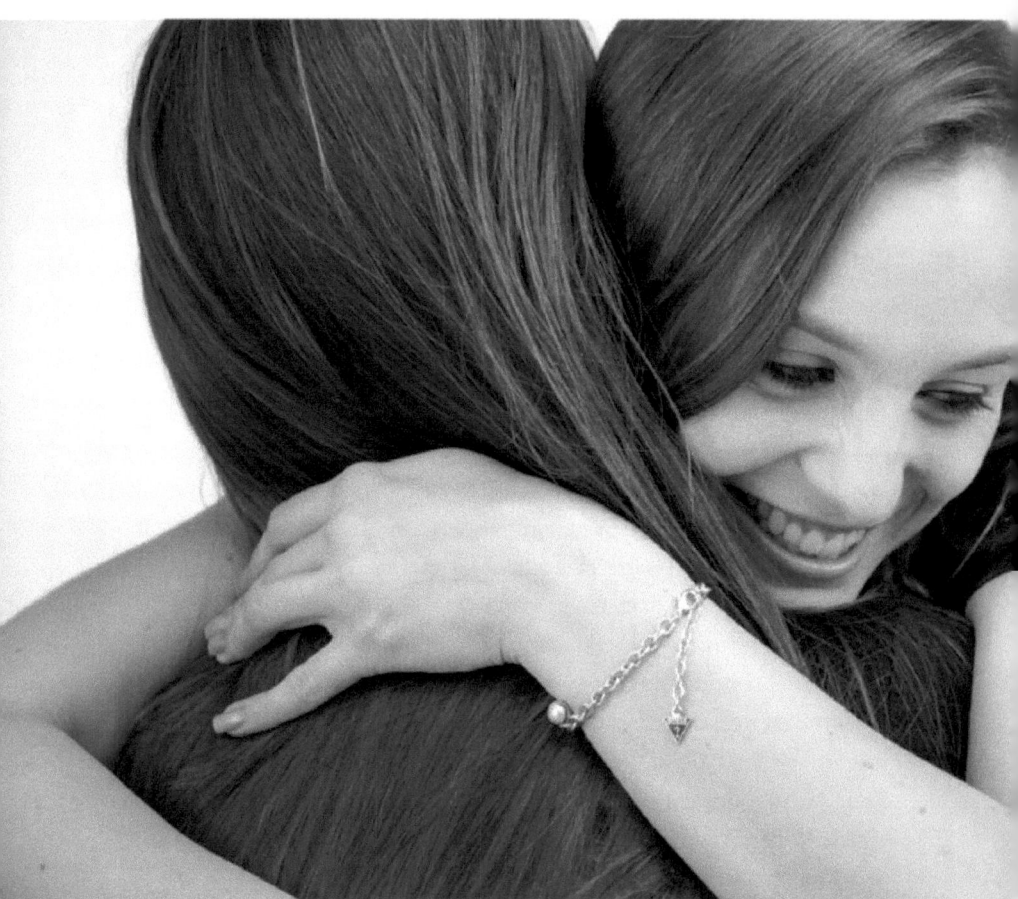

Kapitel 30

… einen Vortrag halten

In der Schule war ich immer die ruhigste Person. Habe nur etwas gesagt, wenn man mich aufgefordert hat. Und vor den anderen ein Referat halten – no way! Klar kennt man seine Klassenkameraden, man hat aber trotzdem Hemmungen. Da wurde mir schlecht, kriegte Magenkrämpfe, zittrige Hände und fing an zu stottern. Man hat einen Blackout und die anderen fangen auch noch an, über einen zu lachen.

Mit der Zeit habe ich dann angefangen, vor meinen Eltern den Vortrag abzuhalten und zu üben. Denn die konnten dann zuhören, und mir Tipps geben. Eine andere Möglichkeit ist, vor dem Spiegel zu üben.

Vor dem Vortrag, tief durchatmen, wirklich bewusst versuchen, die Atmung ganz ruhig zu halten. Dann den Vortrag beginnen, ohne jemanden anzuschauen. Du schaust in die Menge, bewegst den Kopf auch von rechts nach links beim Reden, damit dir nicht zu Last gelegt wird, dass Du nicht das ganze Auditorium angesprochen hast, schaust aber durch sie durch. Beziehungsweise, such dir feste Punkte im Raum. Solange du so unsicher bist, macht es keinen Sinn einen wirklichen Blickkontakt herzustellen, der normalerweise notwendig ist, um früh ein Feedback zu erhalten. Du darfst genau dieses Feedback gar nicht registrieren, da du sonst deinen Faden verlierst.

Kannst dir auch vorstellen, dass du gerade zu Hause vor deinem Spiegel bist, und nicht in der Schule oder auf der Arbeit. Auch die meisten Schauspieler sehen ihr Publikum gar nicht, denn die Scheinwerfer, die auf sie gerichtet sind, blenden sie viel zu sehr. Die tun auch nur so, als wenn sie dich anschauen. In Wirklichkeit würden viele ihr Lampenfieber sonst vermutlich gar nicht überwinden können.

Konzentriere dich ausschließlich auf dich selbst, einen ruhigen Atem, eine langsame und deutliche Aussprache und auf deinen Text, den du mitteilen möchtest. Einen Kugelschreiber in der Hand empfehle ich übrigens nicht, der verleitet schnell zum ein- und ausknipsen. Nimm dir lieber ein Blatt mit Stichpunkten zu deiner Rede. Das verleiht dir schon Sicherheit, bevor du ihn überhaupt gebrauchen wirst. Hier sollten die wichtigsten Stichpunkte stehen, die dir sofort den Text wieder ins Gedächtnis rufen, falls du tatsächlich einmal den Faden verloren hast, was übrigens auch hoch bezahlten Leuten, wie Politiker, passiert.

Wenn du dann in einer Position bist, wo du öfters Vorträge halten musst, wird das dann auch von Mal zu Mal besser. Du musst einfach versuchen, deinen inneren Schweinehund zu überwinden. Das ist nicht einfach, aber die beste Methode. Wenn du es dann überwunden hast, merkst du zwar noch, wie dein Herz pochert, aber das lässt immer mehr nach. Übrigens, was sollte schon passieren? Das einzige, was passieren könnte, ist, dass die Kollegen oder Mitschüler um dich staunen, wie du es geschafft hast. Und wenn du die anderen ehrlich fragst, bin ich mal gespannt, wie viele davon zugeben werden, dass es ihnen genauso schwerfällt, vor einer Menge etwas vorzutragen.

Aber wovor haben wir dann eigentlich Angst? Vielleicht ist die Angst in einer früheren Situation entstanden, in der uns etwas furchtbar Peinliches passiert ist und wir werden immer wieder daran erinnert. Vielleicht haben wir Angst, dass uns die anderen bei dem kleinsten Fehler auslachen. Vielleicht ist aber auch unser eigener Anspruch so hoch, dass wir ihm nie gerecht werden können. Aber auch hier muss ich sagen, dass unsere Ängste nicht immer nachvollziehbar oder logisch begründbar sind. Wir haben halt einfach Angst, und wissen gar nicht genau, wovor.

Was ich gut finde, an der VHS oder innerhalb der Firma gibt es mittlerweile immer mehr Lehrgänge zum Thema „Kommunikation" oder „Präsentation". Solche Trainingsstunden sind wirklich hilfreich. Oder ein Rhetorikkurs, um das Reden unter Anleitung zu üben. Denn dort kann man sich dann auch mit den anderen austauschen, denen es in der Regel nicht viel anders geht. Auch ein gezieltes Stimm- oder Sprachtraining kann schon mehr Sicherheit und Selbstbewusstsein zaubern.

Oh, und noch ein guter Tipp! Kennt ihr den Film „The King's Speech"? Falls nicht, dann schaut euch das mal an. Im Film geht es um den englischen König George VI., der eine Rede vor seinem Volk halten muss. Er ist sehr schüchtern und stottert viel. Nachdem er bereits eine Vielzahl von Therapien erfolglos abgeschlossen hat, gelingt es ihm letztendlich doch mit einem anderen Therapeuten, die Angst zu besiegen.

Also, keine Angst vor der Kritik der anderen – geht da raus, und trägt euer Thema vor! Immer dran denken: nobody is perfect.

Kapitel 31

... ein Hobby haben

Also wenn man mich fragt, was mein Hobby sei, müsste ich eigentlich mit „einkaufen" antworten. Aber ob das zählt, weiß ich nicht. Ansonsten die üblichen Dinge wie Fitnessstudio und Sprachen lernen etc.

Aber es gibt auch Leute, die immer total Langeweile haben. Das einzige Hobby ist der Computer, und da sitzt man stundenlang davor, und spielt irgendwelche Sachen. Muss hingegen sagen, dass ich das schade finde, weil so etwas kein wirkliches „Hobby" ist.

Bist du einer davon? Du findest am besten heraus, was dich interessiert, wenn du unter Leute gehst und viel ausprobierst. Von Briefmarken- oder Münzensammeln, über Gartenarbeit oder Malerei. Wenn du wirklich nur den Rest deines Lebens am PC sitzt, vereinsamst du. Und wenn du nur alleine da im Zimmer bist und auf die Tastatur haust, wie willst du herausfinden, welche Fähigkeiten du noch hast? Vielleicht bist du auch der perfekte Drummer oder Sportler?

Gerade, wenn man alleine ist, ist ein Hobby nicht schlecht. Wie wäre es denn, wenn du mal den PC ausschaltest und raus in die Natur gehst. Nimm dein Fotoapparat mit und fang an, all das zu fotografieren, was dir gerade vor die Linse kommt. Macht es dir Spaß?

Oder fang an zu zeichnen. Ein Blatt Papier, Wasserfarben oder Holzmalstifte. Du weißt nicht was du zeichnen sollst? Dann schau mal raus, da draußen gibt es so viel Schönes, von dem Sonnenuntergang bis zum Wald. Eine andere Möglichkeit sind auch erst mal Sachen abzumalen, um zu üben. Welches Papier, welcher Stift oder Pinsel – musst schauen, was dir am Besten in der Hand liegt.

Vielleicht bist du aber auch der Mannschaftstyp. In fast jedem Ort oder in jeder Stadt gibt es verschiedene Vereine. Von Bogenschießen, über Fußball oder Dart. Hier lernst du es, ein Teil vom Team zu sein und auch Verantwortung zu übernehmen. Und es findet ein regelmäßiges Treffen und zum Teil auch ein Wettkampf statt. Wenn du einmal was gewonnen hast, spornt dich das noch mehr an, bei diesem Hobby zu bleiben. Und aus den Teamkameraden werden dann auch ganz schnell Freunde – du wirst sehen!

Unsportlich? Macht nichts! Dann nimm dir Zeit für eine Sammlung. Gut, Briefmarkensammeln ist ja mittlerweile schon fast „out", aber es gibt da draußen so vieles. Kann ja sein, dass du Steine oder Mineralien interessant findest oder die Figuren der Überraschungseier. Und wenn du mal gewisse Dinge googelst, wirst du sehen, dass der Wert von Jahr zu Jahr steigt. Also ist es auch keine sinnlose Beschäftigung, nein, du sammelst und weißt, es ist etwas Wertvolles.

Es gibt aber auch Leute, die vielleicht eine der oben genannten Dinge machen möchten, aber nicht genug Zeit haben oder schnell das Interesse daran verlieren. Speziell Personen, die vielleicht noch unter einer Depression leiden. Sobald sie die Alltagsaufgaben erledigt haben, wollen sie nur noch Ihre Ruhe haben und nichts tun.

Aber mal ganz ehrlich – dann muss man an sich arbeiten und sich etwas reinknien. Natürlich sind wir alle etwas geschafft von unserer Arbeit. Aber wenn man nur nach Hause geht, und dann vor der Glotze auf der Couch sitzt – ja sorry, in der wertvollen Zeit hätte man auch etwas Anderes machen können. Für Hobbys braucht man Elan und Ausdauer. Wenn der Sport zu anstrengend ist, na dann mach etwas total Normales. Das kannst du sogar noch zu Hause vor dem TV machen – nähen, stricken, häkeln …! Klingt zwar Altbacken, aber das ist doch toll! Da kannst du deinem Kind einen Schal stricken, oder der Nachbarin ein Paar Socken, dir eine Handtasche …! Allein wieder das Erfolgserlebnis, etwas Eigenes in den Händen zu tragen, ist pure Bestätigung.

So, jetzt nimmst dir mal ein Zettel, und überlegst. Wem oder was gilt meine Leidenschaft? Wobei blühe ich so richtig auf? Ist es etwas total Verrücktes, Ausgefallenes, oder doch eher etwas Gewöhnliches? Wie viel Zeit möchte ich dafür investieren? Das Hobby sollte dann nach deinem Interesse und einer Begabung ausgewählt werden. Wichtig ist, dass du das Hobby als Bereicherung und nicht als lästige Pflicht betrachtest.

Hier die fünf beliebtesten Hobbys (laut dem Internet):

1)   Malerei und Fotografie

2)   Theater und Aktionskunst

3)   Musikinstrument spielen

4)   Gesang

5)   Lesen und selber Texte verfassen

Kapitel 32

… jemanden verzeihen können

„Das werde ich dir nie verzeihen!", ist einer der bittersten Sätze überhaupt. Bitter nicht nur für den anderen, sondern vor allem auch für sich selbst. Denn: Wer anderen nicht vergeben kann, schadet damit vor allem einer Person: sich.

Wir glauben unbewusst, den anderen damit zu bestrafen, dass wir ihm oder ihr nicht vergeben. Wir möchten uns gleichsam für die erlittenen Schmerzen, die Scham oder die gefühlte Demütigung rächen. Ein Bedürfnis, das zwar menschlich und nachvollziehbar, aber leider nicht nützlich oder Erfolg versprechend ist.

Natürlich kann es eine Strafe für den anderen sein, wenn wir nicht bereit sind, ihm oder ihr zu vergeben. Aber wir übersehen dabei, dass wir am meisten uns selbst bestrafen, wenn wir nicht verzeihen können. Wir verurteilen uns nämlich dadurch dazu, nicht vergessen zu können. Wir halten die Gedanken an das, was uns angetan wurde, wach und somit auch den Schmerz. Es ist fast so, als würden wir selbst das Messer, das in der Wunde steckt, immer wieder umdrehen.

„Wer an seinem Schmerz festhält, bestraft sich letzten Endes selbst."

Die Fähigkeit, verzeihen zu können, ermöglicht es, dass die Wunden heilen können. Es geht darum, endlich loszulassen und uns somit von dem, was uns angetan wurde, zu befreien. Das bringt Erleichterung für die Seele und auch für den Körper, der ebenfalls unter dem Dauerschmerz leidet (und auch konkrete Symptome ausbilden kann).

Verzeihen ist ein Akt der aktiven Lebensgestaltung, denn damit übernehmen wir Eigenverantwortung. Wer verzeiht, lässt nicht zu, dass andere Menschen oder Ereignisse das eigene Leben dauerhaft beeinflussen können. Wer vergeben kann, öffnet sich für Neues.

Viele Menschen glauben, dass Verzeihen ein Zeichen von Schwäche ist. Tatsächlich ist aber genau das Gegenteil der Fall. Es erfordert eine ganze Menge Kraft und Stärke, bereit zu sein, abzuschließen mit erlittenem Unrecht - aber: es kostet uns mindestens genauso viel Kraft und Energie, dauerhaft in der Opferposition zu bleiben, zu grollen, zu hadern und auf Genugtuung zu hoffen.

Eines ist im Zusammenhang mit dem Thema „Vergeben" ganz wichtig: Wenn wir verzeihen, heißen wir damit das, was der andere getan hat, nicht automatisch gut. Wir können es nach wie vor „falsch" finden, „niederträchtig", „unangemessen", „kriminell" oder was auch immer.

Wir entscheiden uns damit lediglich dazu, nicht länger zuzulassen, dass die Tat unser Leben dauerhaft negativ beeinflusst. Die Tat selbst aber wird dadurch nicht besser.

Würde es mit dem Verzeihen im Hauruck-Verfahren gehen, wäre die Sache deutlich leichter. Ich weiß, es erfordert ein sehr behutsames, schrittweises Vorgehen, damit wir Erlebtes loslassen können. Gesteh dir also ganz bewusst zu, dass das mit dem Verzeihen nicht immer gleich auf Anhieb klappt. Je tiefer die Wunden sind, desto länger brauchst du, um vergeben zu können.

Nimm dir diese Zeit und schimpf nicht mit dir selbst, wenn du merkst, doch noch Hass zu empfinden. Das ist vollkommen menschlich. Arbeite Schritt für Schritt daran, loszulassen. Du wirst sehen, es wird dir leichter gelingen, als wenn du von dir erwartest, die Sache mit einem sauberen Schnitt endlich zu beenden. Dass du dir das wünschst, ist natürlich verständlich, denn mit so einem Schnitt erhoffen wir uns, dass auch der Schmerz verschwindet.

Aber wenn du versuchst, etwas aus dir herauszuschneiden oder zu reißen, entsteht auch dadurch eine große Wunde oder ein Loch.

„Wer sich ärgert, büßt für die Sünden der anderen" und „Mit jeder Minute Ärger versäumt man 60 glückliche Sekunden." Sag dir die zwei Sätze immer wieder. Die helfen mir, wenn es um eher „hässliche Sünden" geht, wo also der Ärger im Vordergrund steht. Und da funktionieren sie ganz hervorragend. Bei wirklich tiefen Verletzungen, die Trauer und nachhaltigen Schmerz hinterlassen, dauert es eben etwas.

Ich schlage dir vor, deinen Fokus auf einen anderen Herzenswunsch zu richten, denn die Dinge, denen man Aufmerksamkeit schenkt, verstärken sich. Im Umkehrschluss: ein Problem, dem man Aufmerksamkeit entzieht, wird schwächer!

Fang gleich heute an, einen kleinen Fehler, über den du dich heute Morgen noch geärgert hast, zu verzeihen.

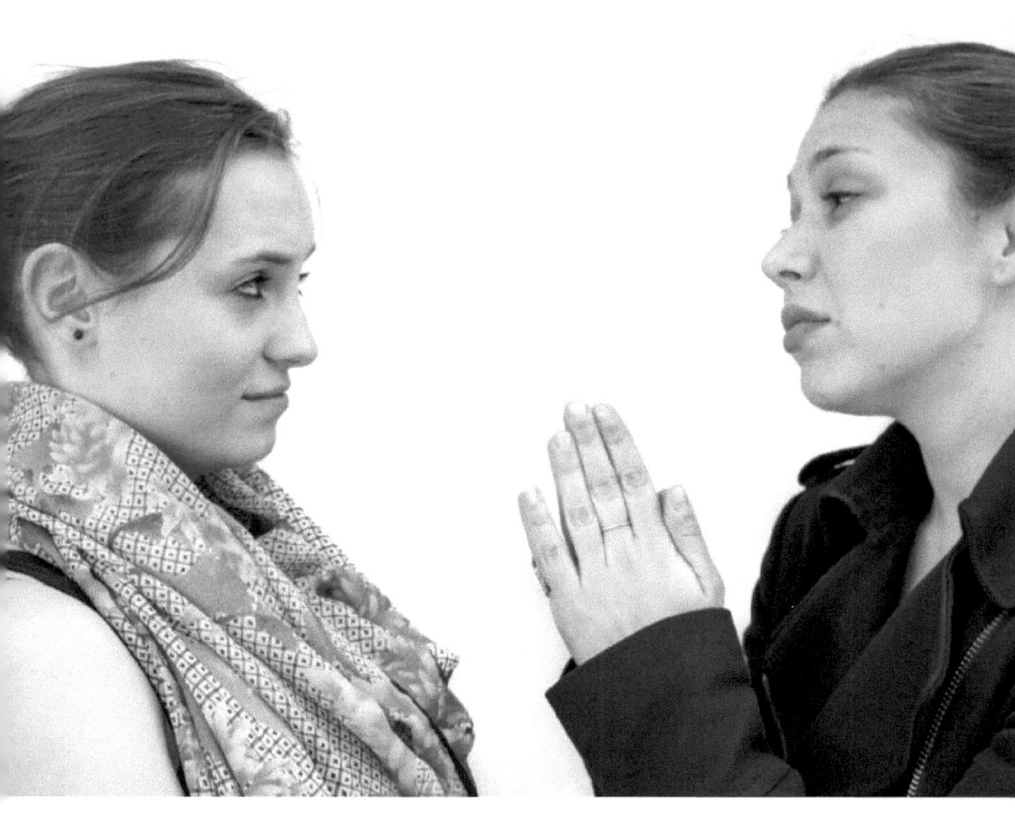

Kapitel 33

... etwas Neues ausprobieren

„Indisch essen? Ne, mag ich nicht", sagt er.

„Warst du denn schon mal dort?", frage ich.

„Nein", antwortet er.

„Woher willst du dann wissen, dass es dir nicht schmeckt?", möchte ich wissen.

„Ich weiß es einfach", erwidert er.

Aha – ist klar, oder?

Wir leben oft in unserem täglichen Alltagstrott so vor uns hin, jeden Tag dasselbe und schon wieder ist Wochenende. Viele Menschen sind heutzutage froh, wenn sie ihre Woche überhaupt so einigermaßen hinkriegen, das Wochenende ist dann nur ein schwacher Einschnitt, dem viel zu schnell wieder der Anfang einer neuen Woche folgt. Die Zeit scheint immer schneller zu vergehen, je älter man wird und die Wochen und Monate rasen nur so ins Land.

Mein Vorschlag für heute ist deshalb: Raus aus dem Alltagstrott und Neues erleben! Versuche es wenigstens einmal pro Woche, oder immerhin einmal pro Monat, etwas Ungewohntes zu tun. Etwas, das du vielleicht lange nicht mehr gemacht hast oder was du dir sonst nicht gönnst oder wozu du immer glaubst, eigentlich keine Zeit zu haben. Es kann einen unglaublich entspannenden Effekt haben, einfach mal für einen Moment auszuscheren aus dem Alltag und irgendwas anderes zu tun. Und das können ganz kleine Dinge sein!

Wie mit meinem Beispiel am Anfang. Warum trauen wir uns nicht, ein neues Gericht auszuprobieren? Oder die neue Schokolade, die da im Regal liegt?

Um die Stimmung zu heben und den Tag ein wenig länger zu erleben, reicht es vielleicht auch schon, anstatt gleich nach Hause zu fahren, noch ein halbes Stündchen irgendwo spazieren zu gehen. Vielleicht fährt man jeden Tag die gleiche Strecke, ist aber noch nie an diesem schönen Feldweg angehalten. Warum nicht heute?

Oder wenn du in der Stadt wohnst. Dann geh doch mal die Straßen entlang, und setzt dich für zehn Minuten hin, um dieses neue Café auszuprobieren. Ein Tee oder einen schönen Latte Macchiato, vielleicht noch ein Muffin dazu und einfach – genießen! Eine Fähigkeit, die leider vielen völlig abhandengekommen ist.

Auch Frühsport ist bestens geeignet, um dem Tag eine völlig neue Dimension zu geben. Wenn du morgens gut aus dem Bett kommst, und es dich nicht allzu große Überwindung kostet, probier es mal aus! Die frische Luft tut dir und deinen Gedanken sicherlich gut!

Du hast Kinder? Ja noch besser. Dann besucht doch mal den Spielplatz im Nachbarort, um etwas Neues auszuprobieren. Man muss nicht immer auf denselben Spielplatz gehen. Man kann auch Kinder für eine interessante Ausstellung im Museum oder ähnliches begeistern.

Und wenn du glaubst, gute Vorsätze nicht einhalten zu können, dann plan dir einfach eine Stunde pro Monat ganz fest im Terminkalender ein, in der du irgendetwas nach deinem Gusto tust. Du wirst staunen, das funktioniert, andere Termine finden schließlich auch Platz in deinem Leben, warum nicht auch ein Termin mit dir selbst?

Wichtig ist einfach, dass du ab und zu mal was Neues tust, was Ungewöhnliches, etwas, das in Erinnerung bleibt und anders ist als der sonstige Alltagstrott. Und dass du dir die Zeit dafür nimmst, und es auch zulässt. An dem alten Spruch "Zeit hat man nicht, die nimmt man sich" ist doch was dran.

Und es liegt ja an dir, ob dein Leben permanent im Eiltempo an dir vorbeirauscht oder du dir ab und an kleine Inseln schaffst, auf denen du deine Seele baumeln lassen kannst.

Also, hier Dinge, die du dir im Kalender markieren kannst (insofern du dies noch nie gemacht hast):

- Salsa tanzen
- Modelhubschrauber aufbauen
- An einem Pub-Quiz teilnehmen
- Eine neue Schokolade ausprobieren
- Jemanden kontaktieren, den man sehr lange nicht gesehen hat
- Alles mit links machen (für Rechtshänder) oder eben umgekehrt
- Etwas Gutes tun, ohne eine Gegenleistung zu erwarten
- Spieleabend
- Leute auf der Straße spontan anlächeln

So – When was the last time you did something for the first time?

Kapitel 34

... putzen

Wer putzt schon gern sein Haus? Also ich kenne nur eine Person, und das ist meine Mutter. Sich jeden Samstag aufzuraffen, um abzusaugen, zu wischen, den Staub zu putzen ...! Uff! Da wär es sicherlich angenehmer, in diesen zwei Stunden einen Spaziergang zu machen oder im Bett liegen zu bleiben.

Hab auch schon von Leuten gehört, dass sie das Putzen so arg hassen, und es deswegen auch sein lassen. Die sprechen dann schon fast wie von einer „Allergie" und, dass sie sich richtig überwinden müssten, regelmäßig die Wohnung sauber zu machen.

Kann man Putzen aber auch so schmackhaft machen, dass man es gerne tut?

Erst einmal müssten wir die Begriffe „Pflicht", „Plan", „regelmäßig" und „Putzen" aus unserem Wortschatz streichen. Ich mache eigentlich gerne sauber, das hat für mich auch etwas Gutes, wenn dann wieder alles schön glänzt und frisch riecht. Manche benutzen es auch als Meditatives – kein Scherz. Es ist eine stupide mechanische Tätigkeit, weil kein Hirneinsatz erforderlich ist und man seine Gedanken frei schweifen lassen kann.

Man schaltet die Musik ein, schnappt sich die Flasche Glasreiniger und poliert mit Papierhandtüchern die Kacheln in der Küche. Vielleicht kommen einem gerade da auch die besten Einfälle? Genau wie beim Duschen kommen beim Putzen auch die besten Ideen. Ist wie künstlich induziertes Tunneldenken.

Und die Männer – da gibt es auch viele, die gern saubermachen. Mein Mann ist so – sein Lieblingsinstrument ist der Staubsauger. Für ihn ist es auch wie ein Gedankenurlaub. Außerdem machen Männer auch gerne Lärm.

120

Es hat ja auch was Schönes, neue Putzsachen auszuprobieren. Neue, quietschbunte Schwämme fürs Bad, oder einen Reiniger, der ganz toll duftet – das motiviert! Habe mir vor einiger Zeit auch einen Wischer gekauft, wo man immer wieder ein frisches Tuch dran macht. Es ist fürs zwischendurch Saubermachen super geeignet. Es gibt ein Tuch, dass den Staub auffängt, und ein feuchtet Tuch, zum „nass" wischen. Man braucht also in dem Augenblick weder den Staubsauger, noch einen Eimer voll Wasser.

Wogegen meine Cousine zum Beispiel absolut allergisch ist, wenn man ihr vorschreiben will, wann und wie oft etwas geputzt werden soll. Das erzeugt Lähmungserscheinungen und dann macht sie erst mal gar nichts.

Gut – es gibt auch die lästigen Dinge wie Kühlschrank ausputzen. Dabei muss Putzen nicht zur abendfüllenden Beschäftigung ausarten. Mit einigen kleinen Tricks und Kniffen kann man sicherlich die Wohnung noch schneller saubermachen.

Fokussieren - das ist das Zauberwort für alle, die wenig Zeit und Lust zum Putzen haben. Damit ist gemeint, dass man zuerst die wichtigsten Stellen saubermacht: Der Teppich wird schnell gesaugt und die Armaturen im Bad mit Küchentüchern und Badreinigern abgewischt. Die Reinigung der Arbeitsfläche in der Küche geht mit einem Feuchttuch am schnellsten, mit diesem kann man anschließend gleich noch kurz die Spüle polieren. Ein entscheidendes Utensil für Schnellputzer sind Mikrofasertücher. Diese gibt es in verschiedenen Größen für fast alle Zwecke. Meine Mutter ist auch ein Fan davon und meint, dass Fenster schneller sauber werden, da man nicht nachwischen muss. Außerdem sind zum Putzen mit Mikrofasertüchern wenig Wasser und kein Putzmittel nötig.

Eine aufgeräumte Wohnung erleichtert das Putzen. Heißt ja nicht umsonst „Ordnung ist die halbe Miete". Auch Kisten und Kästen helfen, gerade wenn man Kinder hat, beim Putzen Zeit zu sparen. In ihnen lassen sich Kleinigkeiten, die sonst verstauben oder im Weg stehen würden, ideal aufbewahren. Dadurch ist deine Wohnung aufgeräumter, übersichtlicher und lässt sich leichter und rascher saubermachen. Am besten sind übrigens stapelbare Kästen mit Deckel, sie können am schnellsten abgestaubt werden und sparen Platz.

Verkrustete Töpfe mit Orangensaft putzen? Ja! Wer keine Spülmaschine hat, muss nicht nur die Wohnung schrubben, sondern auch noch das dreckige Geschirr mit der Hand spülen und abtrocknen. Um das Abwaschen kommt man zwar noch nicht herum, das Trocknen mit dem Handtuch kann man sich aber sparen. Und zwar mit einem Geschirrkorb: Teller, Tassen und Gläser trocknen hier von alleine. Mit dem Reinigen angebrannter Töpfe habe auch ich als Spülmaschinenbesitzer oft meine Schwierigkeiten. Nur mit viel Mühe und nach langem Scheuern verschwinden die verkrusteten Speisereste. Der Trick: Orangensaft auf den Topfboden gießen und mindestens eine Stunde einwirken lassen. Danach kann man die schwarze Kruste problemlos entfernen, musst mal ausprobieren!

Natürlich kann man sich auch eine Putzfrau nehmen, klar. Nur muss man hier dann auch auf die Richtige stoßen. Kann ich ihr trauen? Putzt sie wirklich so sauber, dass ich zufrieden bin?

Was viele, gerade jetzt im Frühjahr, auch machen: der sogenannte Frühjahrsputz. Hab ich bei meiner Mutter aber noch nie gesehen, das ist ihr zu anstrengend, einmal im Jahr dann so alles aufzuräumen. Da braucht man ja auch richtig Zeit am Stück. Sondern sie macht es so, dass sie sich jeden Monat ein Zimmer vornimmt. Ich glaube einfach, da ist die Hürde niedriger, dann damit anzufangen.

Meine Mutter hat schon als Kind immer aufgeräumt und geputzt. Oft heißt es, das kann doch gar nicht sein, oder hast du ein psychisches Problem, so ähnlich wie Waschzwang. Oder bist du zu geizig, dir eine Putzfrau zu leisten. Und alle diese Unterstellungen, echt unmöglich, warum man sich da verteidigen muss? Und ich denke, man muss sich nicht rechtfertigen, sondern eher die Leute bewundern, die Putzen als etwas Schönes ansehen.

Warum glauben wir eigentlich, dass beim Putzen nichts dabei herauskommt? Wohingegen beim Kochen am Ende was dasteht. Das ist eigentlich so eine mediale Vermittlung, dass am Ende das Gericht fertig ist, im Abspann auch von diesen Kochsendungen, und dann liegt es auf dem Teller. Dabei geht es ja eigentlich darum, dass dieses Gericht gegessen wird und schmecken soll. Und beim Putzen müssen wir uns eben dieses Gefühl, worauf wir am Ende stolz sein können, uns selber geben, dass wir uns dann am Ende in den Sessel fallen lassen und die Wohnung angucken und sagen können, großartig sieht es hier aus, ich fühle mich wohl.

Putzt man wirklich für sich selber oder putzt man nicht doch auf für andere? Das wäre auch mal ein Tipp für die, die völlig ungern putzen. Ihr müsst praktisch mit Schuld motiviert werden, obwohl das die schlechteste Form der Motivation ist. Also stellt euch vor, es kommt jemand spontan vorbei, ein Überraschungsbesuch. Da geht es dann wirklich nur darum, dass man sich nicht schämt. Ich würde sagen, in erster Linie, wenn man das richtig gerne macht, putzt man für sich selbst, und zwar nicht, weil man es unbedingt rein haben will, sondern weil man sich einen Überblick über seine Wohnung verschafft, in der wir uns ja alle viel zu selten überhaupt aufhalten. Das ist eine sehr sinnvolle Beschäftigung, wo man auch das Gefühl hat, ich bin zu Hause.

Genug vom Rat – ab zur Tat!

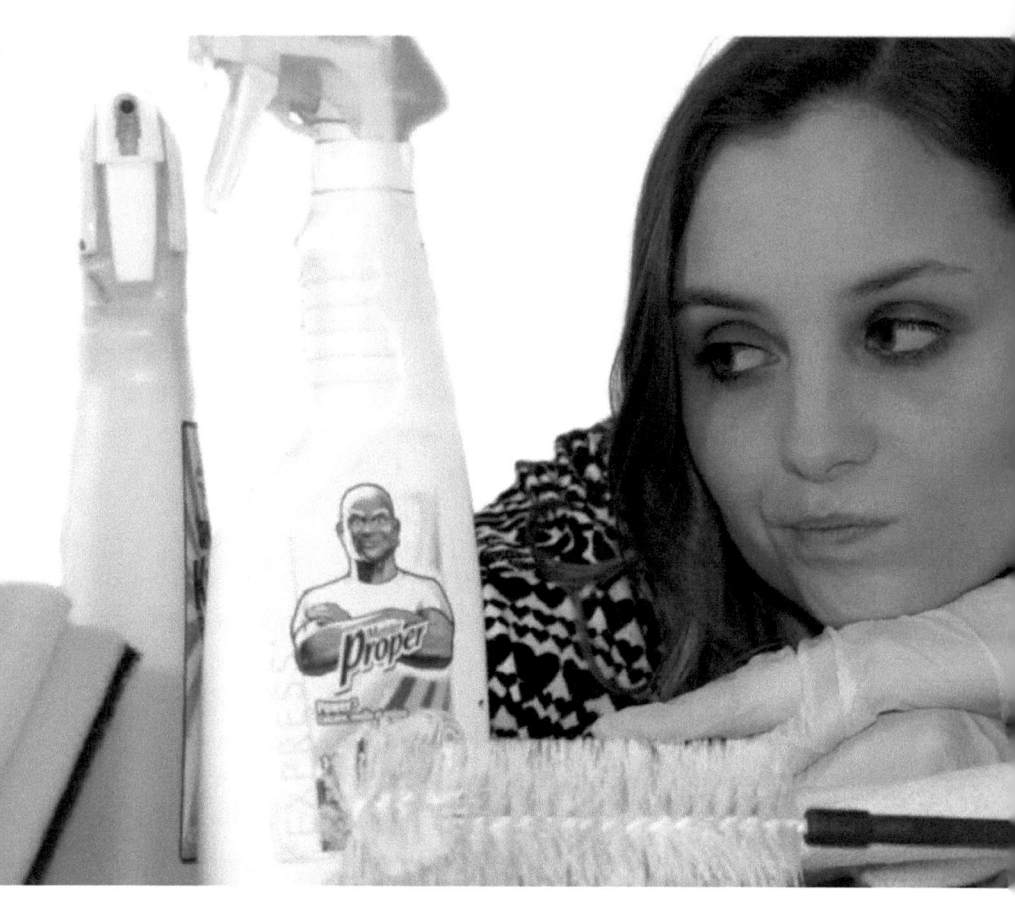

... einparken

Kennt ihr das? Da will man zum Auto, und neben einem hat der so dumm eingeparkt, dass ich nicht ins Auto reinkomme. Oder ich fahre zum Supermarkt, und der Toyota nimmt nicht nur ein, sondern gleich zwei Parkplätze in Anspruch.

Man hat ja Fahrschultraining, eine praktische Prüfung. Da hat alles gut geklappt, man kann fahren, aber nicht einparken. Obwohl man es so oft geübt hat, mit verschiedenen Anhaltspunkten, wann man einlenken muss etc., aber wenn's dann drauf ankommt, geht alles schief. Ganz egal ob nur rückwärts oder seitwärts, es geht einfach nicht und man ist schier am Verzweifeln. Und wenn man es dann beim zweiten Versuch auch nicht schafft, dann ist schon alles zu spät.

Dumm? Nein, nur die Übung fehlt! Und natürlich muss man mit seinem Fahrzeug auch „warm" werden. Jedes Auto ist anders, jedes Fahrzeug fährt sich auch anders. Ein Auto ist super klein und gar nicht wendig, das andere vielleicht ein SUV aber dafür total super zum Einparken.

Such dir mal einen leeren Parkplatz, nimm zwei Verkehrshütchen (oder etwas anderes) mit, und üb mal mit deinem besten Freund oder eben einer Vertrauensperson. Wenn ich, zum Beispiel, auf einen Parkplatz seitlich neben mir einparke, und ein Auto dort schon steht, stell ich mich daneben und fahre vorsichtig rückwärts. Wenn ich mit meinem Fahrzeuganfang auf derselben Höhe bin wie das andere Fahrzeugende, schlag ich ein. Wie weit, das muss man ein paar Mal ausprobieren. Aber mit der Zeit merkt man, wie weit man bei einer oder einer halben Umdrehung das Lenkrad einzuschlagen hat. Natürlich hilft auch die richtige Einstellung des Seitenspiegels.

Mir macht Autofahren super viel Spaß und ich scheu mich auch nicht vor kleinen Parklücken. Meine Schwester hingegen, die nicht so ganz oft Auto fahrt, und wenn, dann eher ungern, erfüllt das Klischee der Lästermäuler: Ja, sie ist eine Frau, und Nein, sie kann nicht einparken.

Ich denke, man muss einfach öfters ins Auto steigen, um mehr Fahrpraxis zu sammeln. Meist ist das Fahren nicht das Problem, sondern, dazu gehört auch, dass man irgendwann mal anhalten muss. Manche haben sogar eine richtige „Parkphobie" entwickelt und fahren erst gar nicht, weil sie dann am Zielort nicht wissen, wie und wo sie das Auto parken können. Und dann lassen sie es gleich. FALSCH!

Letztlich hilft ja nur üben, üben, üben. Klar gibt es in den meisten Autos heutzutage auch eine Einparkhilfe, aber ich finde, es ist schon mal viel wert, wenn man selbst an sich erkennt, dass man schlecht einparken kann. Das ist doch schon mal eine tolle Voraussetzung, um das besser zu lernen, statt sich nur auf die Elektronik zu verlassen. Und eine Einparkhilfe nachzurüsten, ist ein teurer Spaß.

Und andererseits schon lustig, dass es meist Frauen betrifft. Das Thema „Frauen und Autos" ist das letzte große Schlachtfeld der Geschlechter.

Meine Mutter hat erst sehr spät den Führerschein gemacht, es dann aber ziemlich schnell wieder gelassen und sich von meinem Vater fahren lassen, oder ist einfach nur noch zu Fuß unterwegs gewesen.

Für mich war es mit 17 Jahren klar, dass ich gleich meinen Führerschein machen will – mobil sein, ein eigenes Auto, ein Traum und auch zunehmend berufliche Notwendigkeit.

Fleiß, Ausdauer, Disziplin und natürlich eine gehörige Portion Lernwille sind schon notwendig. Jeder kann es schaffen – auch du!

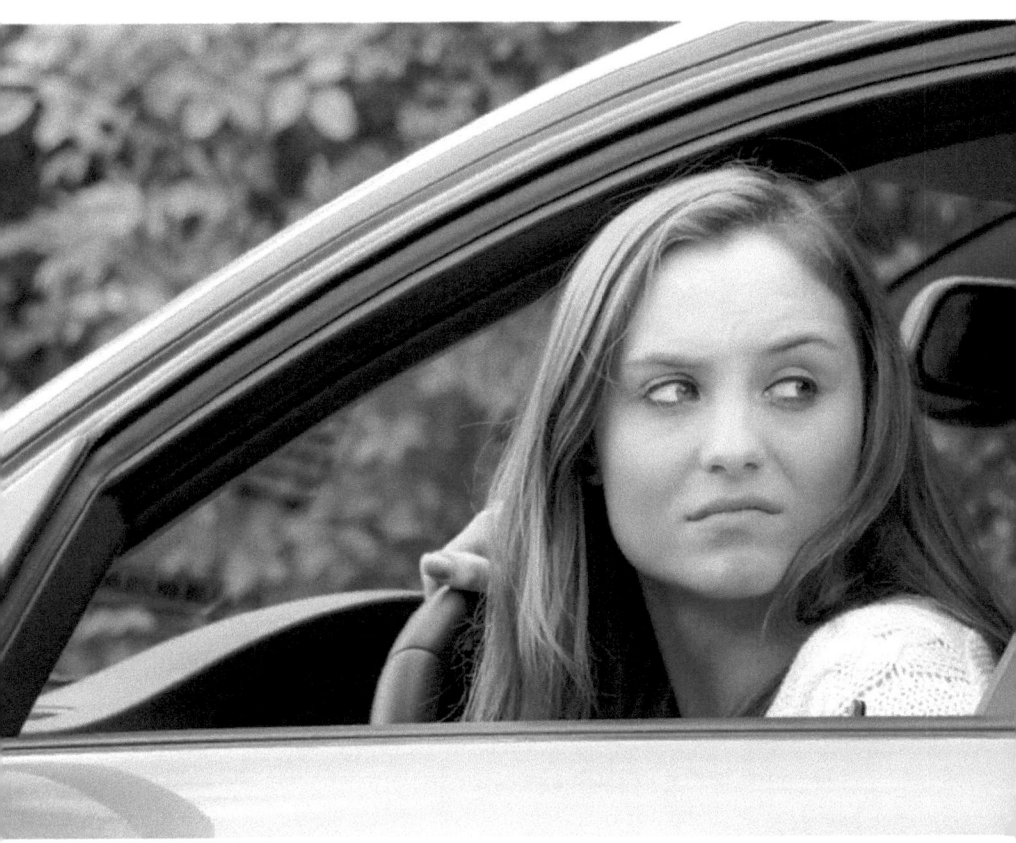

Kapitel 36

... auf hohen Schuhen laufen

High Heels machen ein sexy Outfit perfekt. Aber auf hohen Absätzen zu laufen ist gar nicht so einfach.

Als ich auf St.Thomas, USVI, gelebt habe, habe ich auf der Insel nur jeden in Flipflops oder Ballerina rumlaufen sehen. Als ich das erste Mal ausging, fühlte ich mich total overdressed. Nur eine Insel weiter, Puerto Rico, sieht man das krasse Gegenteil. Ob zum Supermarkt, oder nur den Müll rausbringen – jeder, wirklich jeder, ist dort top gestylt und mit High Heels unterwegs! Also habe ich es mir angewöhnt, auch nur Schuhe ab 10 cm zu kaufen und zu tragen.

Zurück in Deutschland hatte ich dann vor zwei Jahren eine Knie-OP und durfte erst einmal keine hohen Schuhe anziehen. Oh mein Gott, wie schnell man sich an flache Schuhe gewöhnt! Schrecklich! Und dabei ist es gar nicht gut, nur flache Schuhe zu tragen! Man sollte den Schuh immer wechseln, und am besten auch die Absatzhöhe.

Die einen laufen in High Heels wie in Turnschuhen, die anderen sind so wackelig auf den Beinen, dass sie sich kaum gerade halten können. Das Laufen in hohen Schuhen ist halt eine Sache für sich. Die gute Nachricht: Man kann es lernen!

Während sich die einen grazil wie eine Elfe in hohen Schuhen bewegen können, fällt es anderen enorm schwer, sicher in Pumps und High Heels zu laufen. Eigentlich kein großes Drama, aber manchmal doch ärgerlich. Schließlich sehen die Absatzschuhe eleganter aus, sie strecken das Bein und verleihen darüber hinaus jeder Frau eine Extraportion Weiblichkeit.

Du kannst auf jeden Fall lernen, denn keine Frau ist auf High Heels geboren. Man muss nur (wie bei fast allem) üben, üben, üben. Und natürlich ist es auch eine Gewohnheitssache. Üben heißt in diesem Fall vor allem, seinen Körper zu trainieren. Denn das Tragen von High Heels erfordert mehr als nur Talent. Denn eine gute Körperhaltung ist das A und O. Man muss sein Gleichgewicht halten können. Außerdem braucht man ein festes Fußgelenk. Denn nur wenn die Muskulatur kräftig genug ist, kann man die außergewöhnliche Position, die der Fuß in High Heels annimmt, gut bewältigen.

Wer eine gute Körperhaltung und eine kräftige Muskulatur als Grundvoraussetzungen mitbringt, hat es leichter, das Laufen in hohen Schuhen zu erlernen. Als blutiger Anfänger würde ich es dir empfehlen, nicht zu übertreiben und nicht gleich einen 14cm-Schuh zu kaufen. Es ist am besten, sich bei der Absatzhöhe von unten nach oben hochzuarbeiten und mit einem dickeren Absatz anzufangen. Je sicherer man auf niedrigeren Absätzen ist, desto einfacher ist hinterher mit extrem hohen Schuhen. Wichtig ist auch, dass du dich in den Stöckelschuhen wohl fühlst, dass sie bequem sind, nicht drücken oder du rausschlappst.

Mit kleinen Hilfsmitteln wie Schutzpolster für Ballen und Fersen oder halben Ledersohlen lässt sich ein wenig tricksen. Das Tragen von hohen Schuhen sollte immer mit Selbstbewusstsein und Eleganz geschehen.

Damit es aber auch klappt, hier die zehn besten Tipps:

1)   Die Beine leicht auswärts drehen, dabei zeigen die Zehen etwas nach außen. Die Füße so voreinander aufsetzen, als würde man auf einer Linie laufen

2)   Die Füße bewusst aufsetzen. Am besten die Knie anheben und das Bein versuchen zu strecken, bevor es den Boden berührt.

3)   Tendenziell eher über die Ferse laufen. Das bedeutet, das Gewicht nicht hauptsächlich auf den Ballen verlagern, sonst fällt der Oberkörper nach vorne und der Po nach hinten.

4)   Die Hüften weich von Seite zu Seite schwingen lassen.

5)   Die Schulter nach hinten nehmen. Gerade laufen. Die Arme locker nach unten, eher nach hinten hängen lassen. Nicht mit den Armen schlenkern, aber auch nicht zu steifhalten.

6)   Und beim Laufen, wenn das rechte Bein nach vorn geht, geht die rechte Schulter klein bisschen zurück, dann ist der Gang geschmeidig wie bei einer Katze.

7)   Wichtig, Brust raus, Bauch rein! Für ein selbstbewusstes Auftreten auf ein Ziel zumarschieren. Sich nicht klein machen und dabei die ganze Energie vorwärts und in die Richtung lenken.

8)   Zieh deine neuen Schuhe an, ob zu Hause oder im Büro, ist egal. Du musst ja nicht die ganze Zeit darin hin- und herlaufen. So können sich deine Füße langsam aber sicher an die neue Schuhform gewöhnen.

9)   Wer auf hohen Schuhen laufen kann, fühlt sich sexy und unglaublich attraktiv. Zum Üben einfach die Lieblingsmusik aufdrehen und daheim der Star sein.

10) Kein Billigschuh kaufen! Es macht so einen riesen Unterschied, ob der Schuh 5 Euro oder 50 Euro gekostet hat.

Lust auf hohe Schuhe bekommen?

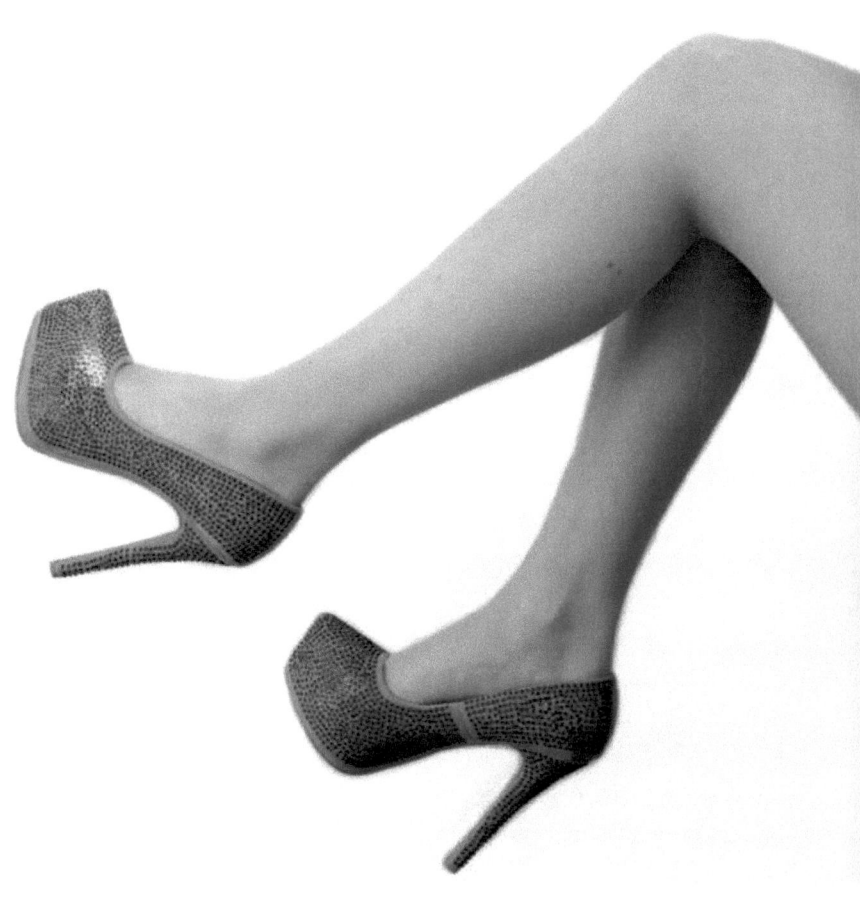

Kapitel 37

... flirten, ohne rot zu werden

Da steht er plötzlich vor dir: dein Traumprinz! Aber nein, du wirst knallrot und bringst kein gescheites Wort raus? Ja, mir ist das früher auch passiert!

Gerade beim Flirten kennt man ja das Gefühl, wie sich über den Rücken langsam die Röte anschleicht, das Herz bis zum Hals klopft und Ohren und Gesicht beginnen zu glühen.

Also erst mal keine Sorge, das ist total normal. Und wenn man dazu noch ein heller Hauttyp ist oder helle Haare hat, passiert es nämlich noch häufiger, dass man immer rot wird. Auch dann, wenn man gerade gar nichts tut, es kommt und geht. Es hat aber auch etwas mit dem Selbstbewusstsein zu tun. Zwar nicht 100 Prozent, aber ca. 50 Prozent hängen sicherlich davon ab.

Aber natürlich gibt es auch hier verschiedene Lösungswege. Wie gesagt, ich hatte das gleiche und bin es (fast) losgeworden. Du darfst dir einfach nicht bewusstmachen, dass du momentan rot sein könntest. Klingt komisch, ich weiß. Und das ist leichter gesagt als getan – und schwer, nicht dran zu denken, ob man rot ist oder nicht. Aber auch wenn du's nicht vergessen kannst, mach dir einfach nichts draus. Steh zu dir selbst. Wenn du dir keinen Kopf mehr drübermachst, was die anderen denken und du bewusst auftrittst, wird sich das verinnerlichen. Wenn du selbst davon vollkommen überzeugt bist, geht das weg. Überleg mal, man macht sich ja selber innerlich einen Stress. Und wenn das dann weg ist, dann gibt's auch kein Risiko mehr, dass du rot wirst, oder dir Gedanken drübermachst.

Versuchs mal. Das geht zwar nicht von heute auf morgen, aber irgendwann vergisst du einfach, dass du ja immer rot geworden bist. Und in der Zeit, in der du nicht daran denkst, kannst du dich aufs Flirten konzentrieren.

Also, aufhören mit dem „Bloß nicht rot werden, bloß nicht rotwerden", denn gerade dann – blop – bist du rot! Die Angst vor dem Rotwerden blockiert ja auch. Manche haben Angst, man könnte sie für schwach halten, weil man ihre Aufregung und die Röte bemerkt.

Wie wäre es, wenn du mal nach Ausnahmen suchst? Wann tritt die Röte nicht auf? Was ist da denn anders? Neben dieser einen Unsicherheit hast du doch bestimmt viele andere Fähigkeiten. Und diese Schwäche ist ja auch menschlich und liebenswürdig. Viele Männer finden das gerade bei einer Frau total süß.

Frag doch mal deine Freunde um ein Feedback. Was denken die über dein Rotwerden? Und hey, selbst Promis wie Kim Basinger leiden und dem Phänomen des Rotwerdens. Ungeschminkt würde man das bestimmt gleich sehen.

Wenn du weiblich bist, dann kannst du ein gutes Make-up wählen, das bildet schon mal einen dekorativen Schutzschild. Es gibt zum Beispiel eine grünliche Abdeckcreme, welches du als Basis benutzen könntest. Darüber kommt ein deckendes Kompakt Make-Up. Das fixiert das ebenmäßige Hautbild. Kannst ja noch die Augen etwas betonen, als Blickfang. Und dann brauchst auch keine Angst haben, dass es jemand sieht.

Ach, und das Ansprechen an sich macht einem bestimmt auch schon Sorge und gibt einem eine kleine eigene Unsicherheit. Wie wäre es mit der 3-Sekunden-Regel? Gemeint sind jene drei Sekunden, die dir bleiben, um eine Frau oder einen Mann, die dir ins Auge gefallen ist, auch wirklich anzusprechen. Und zwar dann, bevor der innere Schweinehund dazwischenfunkt, du rot wirst und es zu einer Blockade im Hirn kommt. Dein Gegenüber riecht Angst und Unsicherheit wie ein Spürhund. Dazu darf es erst gar nicht kommen.

Die drei Sekunden darfst du natürlich nicht wörtlich nehmen. Es ist nur wichtig, dass du nicht zögerst, bevor du jemanden ansprichst. Zögern schürt Zweifel und Ausflüchte. Wer zu lange wartet, dem kommen immer genügend Gründe in den Sinn, warum es gerade nicht die richtige Zeit oder der richtige Ort ist, jemanden anzusprechen. Und mal ehrlich, wenn es blöd läuft, ist dein Schwarm schon längst wieder weg, noch bevor du überhaupt den Mund aufgemacht hast.

Klar verspürt jeder den Impuls, sich selbst möglichst interessant zu präsentieren. Aber entspann dich.

Und wenn du doch rot geworden bist, und er sich drüber lustig macht, dann war's sicher nicht der Richtige!

Kapitel 38

... mit Geld umgehen

Schuldig! Ich geb es zu! Wenn man mir einen Preis geben könnte, dann, fürs Geldausgeben. Hier bin oder wäre ich Weltmeister. Ich kann es mir aber selbst nicht erklären. Ich schaffe es jeden Monat, alles auszugeben, was ich habe, und manchmal leider noch mehr als eigentlich nötig!

Hier was gekauft, da was gegessen, und Mitte des Monats ist das Geld auf einmal weg. Irgendwie bin ich chronisch pleite, obwohl ich nicht unbedingt über meine Verhältnisse lebe. Aber kann man so etwas in den Griff bekommen?

Oft hängt es auch mit dem Elternhaus zusammen. Wenn es für die Eltern ein Unding war, Schulden zu machen, dann fühlen sich auch die Kinder schlecht, wenn sie diese Grenze übertreten. Haben aber bereits die Eltern ständig über ihre Verhältnisse gelebt, fällt es auch den Kindern schwer, nur so viel auszugeben, wie sie tatsächlich haben.

Man sagt ja auch, dass ein Haushaltsbuch zu führen, hilft. Aber mir hat es nicht viel gebracht. Ich setzte mich hin, liste alles am Ende des Monats auf, und bin immer wieder erstaunt, wie viel ich ausgegeben habe. Ich meine, viele, die ständig mehr Geld ausgeben, als sie haben, versuchen auch etwas zu kompensieren.

Ich dachte, der Film und die Bücher von „Shopaholic" würden auch helfen. Dass man nach der Ursache sucht, und sich selbst fragt: Was will ich eigentlich? Brauch ich diesen Schuh wirklich? Macht mich die teure Designertasche wirklich glücklich?

Ich fühle mich gut, wenn ich einkaufe. Ich fühle mich sogar noch besser, wenn ich für andere etwas kaufe. Sei es ein Wochenendtrip für meine Eltern, oder Muffins für die Arbeitskollegen – Hauptsache, ich habe Geld ausgegeben.

Für mich ist es besser als ein richtiger Schwabe, der super geizig ist. Wenn Sparsamkeit nämlich in Geiz umschlägt, hängt das mit der eigenen Wertschätzung zusammen. Geizig ist jemand, der sich und anderen nichts gönnt, obwohl er es sich locker leisten könnte. Knausrige Menschen sollten sich lieber an großzügigen Personen ein Beispiel nehmen, und sich und ihren Liebsten mit etwas Schönem eine Freude machen. Denn andere zu beschenken macht froh.

So – zurück zum Thema. Sicherlich ist es nicht richtig, ständig einzukaufen, und nie etwas zu sparen. Es ist ja schon einmal ein Anfang, einen detaillierten Haushaltsplan aufzustellen und darin alle Einnahmen und Ausgaben aufzulisten. Und dann sollte man natürlich ehrlich mit sich umgehen und aufführen, wofür man das Geld ausgegeben hat. So bekommt man nach einiger Zeit ein Gefühl dafür, wo das Geld überhaupt hingeht und kann das eigene Verhalten ändern.

Mein Fehler ist auch, dass ich nicht auf mein Konto achte. Regelmäßig die Kontoauszüge zu checken, um den Überblick zu behalten, ist super wichtig. Und ja nicht mit der Kreditkarte einkaufen! Das wurde mir mal wieder zum Verhängnis. Man hat einfach keinen Überblick mehr! Man zückt die Karte, wo man nur kann. Bei mir hat es leider den Nebeneffekt, dass ich bei jedem Kauf auch noch Flugmeilen sammele. Was in meinem Kopf den Nachteil hat, dass ich es auch noch für gut empfinde, wenn ich grad 2.000 Euro diesen Monat ausgegeben habe, weil ich so ja 2.000 Meilen gesammelt habe. Also, keine Kreditkarte und lasst euch den Dispo von der Bank streichen!

Wenn man wirklich mal nicht zahlen kann, nicht so tun, als sei das Problem gar nicht da, sondern ein offenes Gespräch mit jemanden suchen, und gemeinsam eine Lösung finden. Oft kann man

Ratenzahlungen aufschieben, oder Beträge in Etappen zurückbezahlen. Wobei ich wieder der Meinung bin, dass man erst gar nicht auf die verlockenden Angebote der Ratenzahlungen eingehen sollte. Natürlich versprechen die Läden einen „0 %" und Zahlpause etc., aber, wenn ich mir es jetzt auf einen Betrag nicht leisten kann, kann ich mir es doch eigentlich gar nicht leisten. Warum kaufe ich es dann auf Raten? Dann einfach gleich lassen und erst mal drauf sparen. Der tolle neue Fernseher läuft nicht weg, versprochen.

Das Schwierigste ist, zu analysieren, wofür der eigene Umgang mit Geld steht. Was will ich denn mit meinem Konsum kompensieren? Wäre es nicht „günstiger" den Abend mit guten Freunden zu verbringen, oder eine entspannende Stunde in der Badewanne, als der Gang in die nächste Shoppingmall?

Die folgende Checkliste dient einerseits dazu, einmal einen Überblick zu bekommen, welche verschiedenen Aspekte in Bezug auf das Geld eine Rolle spielen und man kann es auch dazu nutzen, um zu überprüfen, welchen Punkt ich vielleicht schon abhaken kann:

- Nicht mehr ausgeben, als du hast

- Eigene Wohnung kaufen

- Nicht am falschen Ende sparen! Sind alle notwendigen Versicherungen abgeschlossen?

- Wichtige Verträge, wie Kredite, nur zu zweit unterschreiben

- Die Rente durch eine private Altersvorsorge absichern

- Mindestens ein Zehntel des Netto-Einkommens am

Monatsanfang auf ein separates Konto zurücklegen

🖎   Geld arbeiten lassen, d.h. anlegen

🖎   Ausgaben mit einem Finanzplan kontrollieren und sich an selbst auferlegte Limits auch halten

🖎   Versteckte, unreflektierte Kosten aufspüren (Solarium, Zigaretten, Zeitschriften) und reduzieren

🖎   Überziehungskredit auf dem Girokonto verringern oder ganz weg lassen

🖎   Nach Möglichkeit bar zahlen und Kartenzahlungen vermeiden

🖎   Nicht mehr als einen Kreditvertrag abschließen

🖎   Unseriöse Finanzangebote unter allen Umständen aus dem Weg gehen

🖎   Kein Geld von Freunden leihen, denn damit setzt man die Freundschaft aufs Spiel

🖎   Generell nicht geizig werden!

🖎   Nicht verbissen jeden Pfennig verplanen, das macht auch nicht glücklich

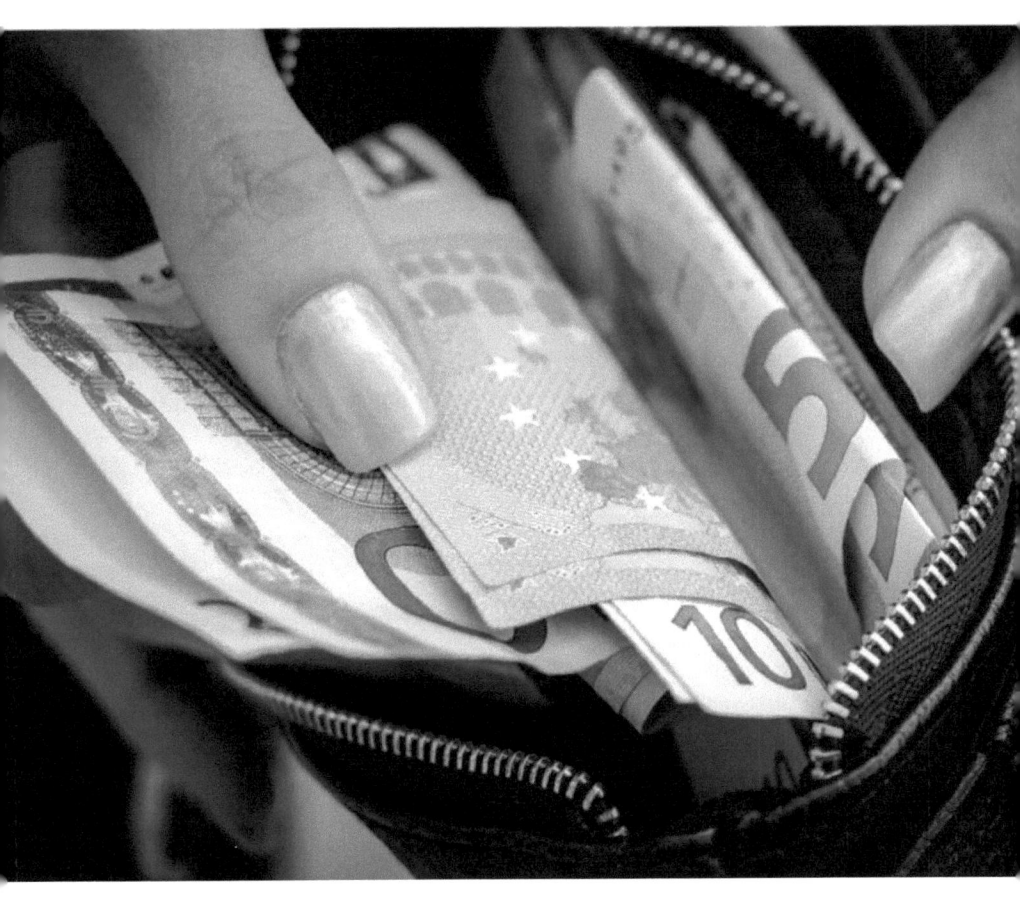

... ehrlich sein bzw. nicht lügen

Hast du dich je gefragt, ob du die Wahrheit lieber verschweigen solltest, um die Gefühle einer andren Person nicht zu verletzen? Aufrichtigkeit ist oft sogar der netteste und ehrenhafteste Weg, um dich auszudrücken und es hilft anderen Menschen nicht Gefahr zu laufen sich fälschlicherweise geschmeichelt zu fühlen oder unangebrachtes Vertrauen an den Tag zu legen.

Ich hab es leider so oft erlebt, dass dich jemand anlügt, immer und immer wieder, es aber nicht zugibt, dass er lügt! So etwas hasse ich, warum kann man nicht ehrlich sein? Ich hingegen werde schon bei der kleinsten Notlüge, oder sogar einfach nur, wenn ich jemanden verarschen will, rot oder fange an zu lachen. Ich kann einfach nicht lügen! Natürlich ist es in manchen Situationen leichter, geschwind mal zu lügen, aber genauso fein wäre es, auch mal einem die Wahrheit ins Gesicht zu sagen.

Ehrlichkeit ist die Basis aller gesunder Beziehungen, ob es sich dabei um einen Freund, den Partner, einen Kollegen oder sonst eine Person handelt. Ehrlichkeit lässt das Vertrauen wachsen, das auch absolut notwendig ist, um eine Beziehung aufrechtzuerhalten. Ehrlichkeit etabliert auch Beständigkeit, die es der anderen Person erlaubt, sich auf deine Aussagen als die Wahrheit zu verlassen. Und vor allem geht es beim Ehrlichsein darum, die Würde der anderen Person zu respektieren und zu schätzen.
Okay, klingt jetzt altbacken und schräg, aber es ist so!

Schau doch einfach mal, wie sich Lügen auf die Beziehung auswirken. Einen Freund oder eine andere Person anzulügen kann eine Beziehung zerstören, manchmal unwiederbringlich. Auch wenn das unehrliche Verhalten eine Weile unentdeckt bleibt, wird es eure Beziehung überschatten. Denn irgendwann mal kommt man gar nicht mehr aus der Lügerei raus, und was dann? Unaufrichtigkeit und ein Mangel an Mühe, sich um das Wohlergehen der anderen Person zu kümmern gräbt sich letztlich in das Unterbewusstsein der anderen ein, auch wenn die Lügen noch so ausgeklügelt und fein gesponnen sind. Es fängt ja schon damit an, jemandem zu schmeicheln, auch wenn du ihn nicht besonders magst.

Manchmal geschieht dies, um etwas zu erreichen, das man möchte, so wie bei einer Beförderung. Da schimpft man jeden Tag über den Chef, aber wenn es um eine Beförderung oder einen Boni geht, ist der wieder gut genug und plötzlich lügt man dem weiß Gott was vor.

Während es schwierig ist, eine Beziehung zu einer Person aufrechtzuerhalten, die man nicht besonders mag, kann man sich dennoch darauf einigen sich gegenseitig und die Unterschiede zwischen einander zu respektieren, anstatt sich gegenseitig anzulügen.

Warum geben manche auch vor, das knochenharte Gebäck einer Freundin gerne zu essen oder dass die Präsentation deines Chefs fantastisch ist, obwohl sie in Wirklichkeit stinklangweilig ist. In jedem der Fälle hast du die Möglichkeit der Person zu zeigen, dass sie sich verbessern sollte. Indem man lügt drückt man sich vor der Rolle des Lehrers in diesen Situationen. Die Lügen werden oft dazu führen, dass sich die Person bestätigt und gut fühlt und du mehr von dem knochenharten Gebäck zu Gesicht bekommst.

Manchmal besteht die Unaufrichtigkeit darin, dass man so etwas Simples wie „ja, das steht dir gut" sagt, nur weil man keine Lust hat oder es einem egal ist. In diesem Fall schenkt man dem anderen zu wenig Beachtung und es ist heuchlerisch, weil du nicht das Beste für die andere Person wünschst, sondern deinen eigenen Wünschen mehr Bedeutung zusprichst.

Ergründe doch auch mal, warum du den Wunsch zu lügen verspürst, anstatt die Wahrheit zu sagen? Die Wahrheit ist oft unangenehm oder konfrontierend, klar. Sie erfordert auch eine Klarheit der Gedanken, gut gewählte, aufrichtige und mitfühlende Worte, um nicht von den Fakten abzuschweifen.

Andere Gründe um zu lügen sind etwa deine Schwäche zu verstecken, Kompromisse aufrechtzuerhalten, die einem das Leben einfacher machen und um zu vermeiden in Schwierigkeiten zu geraten. Zudem sehen viele Leute die Wahrheit als zu unverblümt oder grob; dies ist aber weniger eine Frage der Etikette, sondern wie man ehrliche Nachrichten gefühlvoll vermitteln kann. Es besteht ein gravierender Unterschied dazwischen, taktlos zu sein oder rücksichtsvolle und respektvolle Offenheit zu zeigen.

Auch ganz wichtig, sei ehrlich zu dir selbst. Dies mag ungewöhnlich klingen, da du ja eigentlich wissen möchtest, wie man ehrlich zu anderen sein kann. Bevor du aber nicht absolut ehrlich mit deiner eigenen Schwäche oder Mitschuld umgehen kannst, riskierst du es durch Lügen oder die Umgehung der Wahrheit deine eigenen Fehler zu verstecken, vor allem wenn du dazu tendierst, dich mit anderen zu vergleichen. Mit sich selbst ehrlich zu sein erfordert, dass man sich selbst mit allen Fehlern und Mängeln kennt und akzeptiert. Wenn du dich selbst gut kennst, dann wirst du weniger dazu geneigt sein, die Erwartungen anderer erfüllen und bestätigen zu wollen, wodurch es weniger notwendig für dich sein wird, sie anzulügen.

Wenn du jedoch nicht vorgibst jemand zu sein, der du eigentlich nicht bist, dann wissen die Leute schon, was sie von dir erwarten können und du kannst dich mehr darauf konzentrieren, anderen Menschen gegenüber eine mitfühlende Haltung einzunehmen anstatt dich darum zu sorgen, wie du auf sie wirkst.

Es geht bei der Ehrlichkeit auch darum, nett zu sein. Ist es nett, wenn du jemandem ja sagst, wo du doch lieber nein sagen würdest? Es ist nicht besonders nett, jemandem nur widerwillig oder wenig Aufmerksamkeit zu schenken, daher verhältst du dich einer Person gegenüber respektvoll, wenn du ihr ehrlich nein sagst, wenn du dich damit wohler fühlst. Ist es nett jemanden in dem Glauben zu lassen, er sei gut vorbereitet oder sehe gut aus, wenn genau das Gegenteil davon den Fall ist? Menschen solche Dinge nicht zu sagen beinhaltet auch Faulheit und Unfreundlichkeit. Wie können sie sich verbessern oder daraus lernen, wenn ihnen das nicht gesagt wird? Ist es eine gute Idee zu schweigen, wenn etwas Falsches oder Schreckliches an deinem Arbeitsplatz passiert? Vielleicht behältst du deinen Job so etwas länger, doch die Wahrheit wird vielleicht herauskommen und dann hättest dir gewünscht, doch lieber ehrlich gewesen zu sein.

So gesehen kann Ehrlichkeit auch als Nettigkeit und nicht Rauheit gesehen werden. Durch Ehrlichkeit tut man auch sich selbst einen Gefallen. Zu lügen erhöht deinen Blutdruck und stresst dich doch nur. Und es häufig zu tun kann zu einer Schwächung des Immunsystems führen, kein Scherz. Unehrlichkeit kann dazu führen, dass du deinen Selbstwert hinterfragst und sogar noch mehr Unehrlichkeit begründest. All dies sind unnötige mentale und körperliche Belastungen. Ehrlichkeit ist der einfache Weg, um auf deine Gesundheit zu achten. Ehrlichkeit bedeutet, sich nicht weiter auf deinen Betrug zu beziehen um sicherzugehen, dass er sich nicht summiert.

Du bist immer noch davon überzeugt, dass eine kleine Lüge okay ist? Dann versetze dich in die andere Person. Wie würdest du dich fühlen, wenn jemand dir etwas Wichtiges verschweigt, etwa ein grober Fehler bei deiner Arbeit, oder dein Rock, der hinten in deiner Unterhose steckt, wenn du von der Toilette kommst? Nur in den seltensten Fällen würdest du solche Peinlichkeiten, Unannehmlichkeiten und schlimmen Dinge nicht wissen wollen, die Einfluss auf dich haben.

Natürlich kann die Scham oder der Schmerz zunächst groß sein, du kannst aber dann die Dinge schnell in Ordnung bringen.

Leider hat Ehrlichkeit auch manchmal eine falsche Motivation (etwa Bosheit, Wut oder Rache) und du wirst das, was du kommunizieren wolltest, nochmals überdenken müssen. Unterscheide zwischen Eifersucht und Ehrlichkeit. Eifersucht ist nicht taktvoll, mitfühlend oder auf Ehrlichkeit bedacht. Einer Person zu sagen, sie habe kein Talent oder sie sei hässlich, nur weil du eifersüchtig auf ihre Errungenschaften oder ihr Aussehen bist, ist eine Verzerrung der Realität und kein Ausdruck von Ehrlichkeit. Verwechsle die beiden nicht.

Denke über die Person nach, zu der du ehrlich sein musst. Sei nicht grob oder zu direkt zu einer Person, die normalerweise sehr schüchtern oder sensibel ist. Es ist viel besser, das, was du sagen wirst, einmal durchzugehen, um unbedachte Kommentare zu vermeiden, die durch Nervosität oder das übermäßige Bestreben, die Dinge geradezurücken, herausprudeln könnten. Versuche die Wahrheit in einer angenehmen Umgebung offenzulegen. Sage der Person nicht vor anderen Leuten etwas Peinliches oder vielleicht Verletzendes. Von Angesicht zu Angesicht ist die beste Option; die andere Person kann so deine Körpersprache lesen und es hilft ihr, deine Worte emotional richtig einzuordnen. Am Telefon gesagte oder geschriebene Dinge können leicht falsch verstanden werden und man kann sie negative auffassen, auch wenn sie nicht so gemeint waren.

Wärme und Empathie – sei heute mal ehrlich.

Kapitel 40

... Schluss machen

Also ich bin mittlerweile fast fünf Jahre mit meinem Mann zusammen. Natürlich gibt es Up and Downs, wie in jeder Beziehung, aber wir standen noch nie vor der Entscheidung, uns zu trennen.

Jedoch gibt es natürlich auch Personen, die seit einigen Monaten nicht mehr so starke Gefühle für einander haben und sich auch ein gemeinsames Leben bzw. Kinder mit dieser Person nicht vorstellen können. Sie streiten andauernd wegen irgendwelchen Kleinigkeiten, oder einer der Partner ist wirklich krankhaft eifersüchtig. Gerade Eifersucht kann eine Beziehung zerstören. Man darf nichts mit seinen Freunden machen, geschweige denn alleine ausgehen ohne eine Szene zu bekommen.
Man redet zwar öfters übers Schluss machen, und zieht es vielleicht durch, sich auf eine Pause zu einigen. Aber bringt das so viel?

„Ich kann mir mein Leben ohne dich nicht mehr vorstellen" – auch schon mal gehört? Dann mischen sich auch noch die Eltern ein und sagen, sie haben Angst dass er oder sie ohne dich eingeht. Natürlich geht es einem erst einmal schlecht nach einer Trennung, absolut normal. Und selbst wenn die andere Person dir dann noch droht, dass sie wegen dir die Prüfung nicht schaffen wird, oder sich was antut – wenn es nicht geht, dann geht es nicht mehr.

Warum haben so viele Angst, wirklich diesen Schritt zu wagen, und Schluss zu machen? Klar gibt man oft viel zu schnell auf, und macht nach einem kleinen Streit Schluss – das soll auch nicht die Regel sein. Aber wenn die andere Person dann zurückkommt, weißt du, sie gehört zu dir.

Wenn dein Partner dich aber betrügt, belügt oder dich schlecht behandelt? Worauf wartest du dann? Auf besseres Wetter? Und diesen Spruch „Ich ändere mich" kannst auch vergessen. Menschen ändern sich nicht. Vielleicht kann man sich für zwei bis drei Wochen verstellen, aber dann kommt das wahre Gesicht wieder zum Vorschein. Und das Drama fängt von vorne an!

Wenn doch die Gefühle auch nicht mehr mitspielen, und es mehr Gewohnheit als Liebe ist, sollte man auch so ehrlich zueinander sein, und die Sache beenden. Natürlich hat man erst einmal Angst vor dem Alleinsein, aber dafür hat man seine Familie und Freunde, die einen unterstützen. Streich dein Zimmer neu, kauf dir neue Bettwäsche, schmeiß alle Fotos von ihm weg – tu alles, damit dich nichts mehr an die Person erinnert! Einfach einen klaren Cut, damit du Neu anfangen kannst.

Und ich weiß, das erste Mal, wenn du ihn oder sie mit einem neuen Partner/in sehen wirst, das tut weh. Richtig weh. Aber zeig es nicht. Sei stolz, grinse nett, beglückwünsche ihn. Denn du weißt doch, besser als du selbst kann er oder sie doch gar nicht sein! Vielleicht wartet auf der nächsten Straßenecke schon dein Traumpartner, dem du dann gleich in die Arme rennen wirst! Immer positiv vorausschauend durch die Welt gehen.

Und mal ehrlich, es gibt doch nichts Schöneres als Verliebtsein! Stell dir vor, du traust dich nicht Schluss zu machen, und wachst jeden Morgen neben dem Typ auf, der immer wieder nach Knoblauch riecht? Oder du hast eine Freundin, deren Outfit du einfach nicht ausstehen kannst, aber du dich schon so an sie gewöhnt hast. Ist das dann nicht ein tolles Gefühl, wenn du im Café vielleicht genau der Person begegnest, die deinen Stil hat? Und du die nächsten zehn Jahre dich nicht mehr schämen musst, dich mit ihr zeigen zu lassen?

Denk dran, Beziehungen sind wie ein heißer Sommer – mit etwas Distanz sieht alles besser aus. So wie man vergisst, wie schweißtreibend ein richtig schwüler Tag in der Stadt sein kann, so vergisst man rasch, welche seelischen Qualen man in einer nicht funktionierenden Partnerschaft erleidet. Und doch ist das Schlussmachen nicht so einfach. Man denkt, man ist vielleicht zu wählerisch oder hat Angst, von niemand wieder so geliebt zu werden. Oder wie im Beispiel vorhin, dass man die Person verletzen könnte und man die Entscheidung dann später vielleicht auch noch bereut. Aber sei mal ehrlich, sind das Gründe, um an einer Beziehung festzuhalten?

Wenn doch der Traum von der perfekten gemeinsamen Zukunft aus den ersten Tagen einfach nicht wahr werden will macht es einen doch nur unglücklich.

Wenn du eines der folgenden Zeichen immer wieder erlebst, glaub mir, dann ist es an der Zeit, etwas zu tun:

- Du willst lieber die Zeit alleine, als mit dem Partner verbringen
- Ihr geht nicht mehr zusammen aus

- Du hast lieber den besten Kumpel als deine Freundin um dich

- Ihr küsst euch nicht mehr

- Ihr könnt nicht mehr gemeinsam lachen

- Ihr unterhaltet euch nicht mehr

- Du achtest nicht mehr auf dein Äußeres

- Du magst dich selbst nicht mehr

- Deine Freunde sagen, er oder sie sei nicht gut für dich

- Du träumst von anderen

- Du vergleichst sie oder ihn mit anderen

- Du triffst dich wieder mit dem Ex

- Du betrügst ihn/sie

- Dir fällt es schwer, „ich liebe Dich" zu sagen und ehrlich zu meinen

Dein Leben ist zu kurz, um wertvolle Zeit in einer Partnerschaft ohne echte Zukunft zu verschwenden.

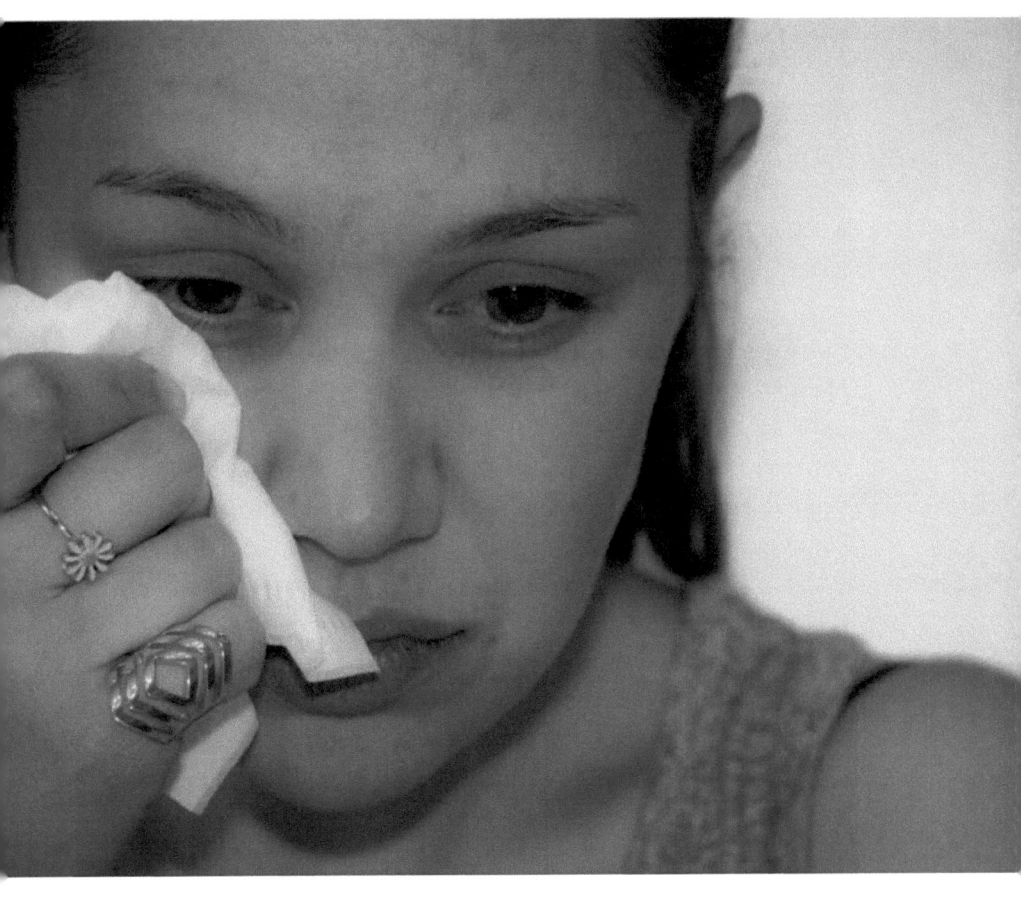

Kapitel 41

... einen Witz erzählen

Jeder kennt diese Situation: Man hat irgendwo einen lustigen Witz gehört und möchte den jetzt weitererzählen, denn man selbst hat ordentlich darüber gelacht. Aber irgendwie finden die anderen daran überhaupt nichts Komisches.

Ich frag mich dann, warum ich nicht lustig sein kann oder nicht lustig wirke?

Einen perfekten Ort für einen guten Witz gibt es nicht. Denn Humor ist nicht planbar. Wer Witze erzählen möchte, der sollte das auch tun. Vielleicht sollte man aber ein bisschen Taktgefühl beweisen, denn nicht jede Situation eignet sich für einen Witz, denn den Vortrag vom Chef zu stören, wäre wohl kontraproduktiv. Und die klassische Ankündigung „Kennt ihr den schon .... ?" ist nicht der passende Einstieg in einen Witz. Man sollte niemandem seine Witze aufdrängen, besser ist es, auf eine kurze Gesprächspause zu warten.

Mut, ja, das gehört auch dazu. Auch nicht jeder Witz passt immer. Wer sich in den Mädelsabend der Freundin hineingeschummelt hat, der sollte keine Witze erzählen á la „Was ist eine Blondine ...?". Man sollte sich ein kleines Repertoire an Witzen zusammenstellen, damit man immer einen passenden parat hat. Man muss halt auch schauen, dass es echt rüberkommt und man selber dann auch noch lacht. Denn wenn ich nicht mal selbst über den Witz lachen kann, warum sollten es dann die andren tun?
Es gibt leider Menschen, die sind einfach lustig. Sie haben immer einen flotten Spruch auf den Lippen, sie können hunderte Witze erzählen und ihnen fehlen niemals die Worte. Schon gemein, ich

weiß! Mein Bruder gehört zu dieser Art von Mensch. Er kommt in einen Raum und hat schon so ein tolles Charisma. Er fängt an zu reden, und alle lachen mit ihm mit.

Vielleicht kann wirklich jeder Mensch so etwas lernen? Ein bisschen Schlagfertigkeit und Humor, dass wird doch nicht so schwer sein. Spaß ist, was andere zum Lachen bringt und wer lieber über die Witze anderer lacht, der sollte das natürlich auch tun. Denn Lachen ist gesund und befreit, egal ob jemand über die eigenen Witze lacht oder nicht. Aber vielleicht lernt man auch von den andren, wie man lustiger rüberkommt. Denn man kann sich ja die Mimik und die Art, den Witz zu erzählen auch etwas abgucken.

Und mal ehrlich, Lachen ist doch auch die beste Medizin! Es ist so gesund und befreiend. Aber warum tut uns das so gut? Müssen wir Humor wirklich erst lernen, oder wurde er uns in die Wiege gelegt?

Lachen ist heilsam, befreiend und lässt uns für einen kurzen Moment alles vergessen. Das weiß jeder, der schon einmal ausgiebig gelacht hat. Und damit die anderen auch herzhaft lachen können, gibt es doch nichts besseres, wie ulkige Witze.

Wenn dir nichts spontan einfällt, na dann schau in die Tageszeitung oder in das Internet. Es gibt mittlerweile so viele Seiten, wo man Witze nachlesen kann. Dann merkst du ja, was du selber lustig findest, und was nicht. Wenn dir ein paar Witze besonders gut gefallen, kannst du dir diese ja aufschreiben, und immer wieder jemanden erzählen. Aber ein guter Witz muss geübt sein. Daher solltest du den Witz perfekt auswendig lernen, bevor du ihn das erste Mal zum Besten gibst. Denn es gibt nichts Schlimmeres, als sich während des Vortrags zu verhaspeln. „Äh, wie war das noch mal...?", „Ach nee, andersrum..." oder „Ich fang lieber noch mal von vorne an..." sind absolute Lachmuskel Killer. Fast genauso furchtbar ist es, wenn du den Witz unter Glucksen und unterdrücktem Lachen vorträgst. Klar findest du den Witz lustig, sonst würdest du ihn ja nicht erzählen. Offensichtlich demonstrieren musst du das also nicht. Wenn du aber einfach nicht anders kannst, hilft auch hier das Auswendiglernen und penetrante, laute Aufsagen. Nach dem 15. Mal bleibt dir mit Sicherheit das Lachen im Halse stecken. Und dann merkst ja auch, ob dein Gegenüber mit lacht oder nicht!

Dass uns ein echter Lachanfall befreit und uns für einen Moment von allem anderen ablenkt, dass wissen wir bereits. Aber was passiert eigentlich mit unserem Körper? Grundsätzlich ist Lachen harte Arbeit für den ganzen Körper, denn mehr als einhundert Muskeln werden dazu benötigt. Bei vollem Lachen wird der ganze Körper erfasst: Der Kopf wird bewegt, der Körper biegt und krümmt sich. Bin auch der Meinung, dass es gut für die Bauchmuskeln ist!

Und wer aus vollster Seele lacht, der macht tiefere Atemzüge als im „Normalzustand" und das versorgt den Körper mit einer erhöhten Dosis an Sauerstoff. Dabei entspannen sich die Muskeln, die Bronchien werden durchlüftet und das Herz-Kreislaufsystem wird angeregt. Was das Lachen aber so gesund macht, ist das Entspannen danach. Denn nach einem Lachanfall werden weniger Stresshormone und weniger Kortison produziert, was zur Folge hat, dass wir uns entspannen.

Es kann natürlich auch sein, dass Kinder den Humor von ihren Eltern lernen. Denn Kleinkinder verstehen noch nicht, was überhaupt lustig ist, oder warum ihre Eltern gerade lachen. Daher lachen sie einfach mit, wenn es ihnen vorgemacht wird. Und wenn man dann viel mit den Kindern lacht und eher lustig anstatt stressig mit denen umgeht, dann lernen die das von klein an.

Also, wenn du den perfekten Witz ausgewählt hast, kannst du loslegen. Doch wie schon erwähnt, bitte niemals mit: „Kennt Ihr den schon?", und auch auf gar keinen Fall: „Leute, jetzt kommt er: Der beste Witz aller Zeiten! Seid ihr bereit?" Fang einfach an –

ganz ohne Vorankündigung. Und achte dabei auf eines: In diesem einen Fall liegt die Würze in der Kürze! Streiche unnötiges Blabla und halte dich so knapp wie möglich. Lass dir nie anmerken, wann die Pointe kommt. Denn je größer die Überraschung, desto größer ist auch die Chance auf Lacher. Wenn du dann auch noch ein gewisses schauspielerisches Talent besitzt, umso besser. Unterstütze den Witz mit einem gewissen Grad an Mimik und Gestik, dann wirkt er authentischer. Variiere mit deiner Stimme, wenn mehrere Personen auftauchen und stell dir einfach vor, du erzählst grad eine Minigeschichte.

Lachen ist wichtig und gesund. Es macht Spaß und lenkt uns für kurze Zeit vom Alltag ab. Ob nun gezieltes Witzelernen wirklich hilft, das sollte jeder selbst ausprobieren, aber keinesfalls sollte man die Mundwinkel hängen lassen, denn eine gute Portion Humor versüßt das Leben.

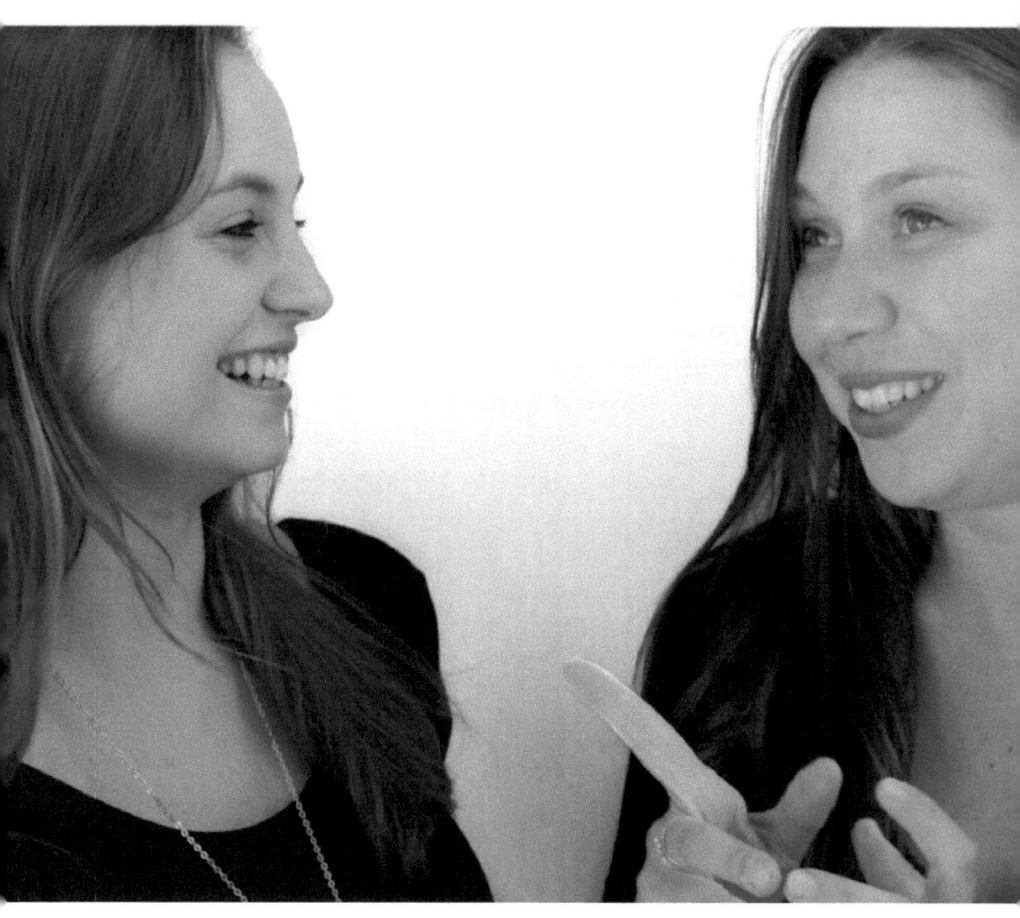

Kapitel 42

... zuhören

„Ja weißt du, und das war so toll am Wochenende, weil ich endlich mal einen Schuh gefunden habe, den ich schon lange haben wollte, weißt du?"

„Was? Ach sorry, hab dir grad gar nicht zugehört!"

Grrrr ... wie mich so etwas ärgert! Da gibt man sich Mühe, möchte jemanden was erzählen, und die Person juckt es gar nicht?! Andererseits soll man aber immer ein offenes Ohr für ihre oder seine Geschichten und Jammerei haben. Find ich nicht fair!

Wer aufmerksam eigene Gespräche oder die zwischen anderen Menschen verfolgt, kann unschwer feststellen, wie wenig Menschen in Gesprächen zuhören können. Das erlebt man im Beruf bei Besprechungen, im Geschäft, wenn man etwas umtauschen will und natürlich auch mit den eigenen Kindern und dem Partner.

Die Regel ist eher, dass man selbst oder andere einen unterbrechen, um etwas richtigzustellen, zu kritisieren, zu bewerten. Oft merkt man schon am Gesichtsausdruck des anderen dessen geistige Abwesenheit. Auch bei sich selbst kann man feststellen, dass man beim Sprechen des Gegenübers manchmal wegschweift oder nur auf ein Stichwort wartet, um seinen eigenen Gesprächsbeitrag Kund zu tun.
Doch Gespräche zum Austausch von Meinungen und unterschiedlicher Standpunkte sind enorm wichtig - in beruflichen wie privaten Beziehungen. Jeder kennt zum Glück auch Situationen, wo ein anderer tatsächlich zuhört, den Gesprächsfaden aufgreift und vertieft, sich wirklich interessiert für den anderen. Wie wohltuend, wie bereichernd für beide Seiten, aber leider auch super selten.

Warum ist Zuhören so schwierig? Das mit dem Zuhören ist so eine Sache. Nur weil wir dem anderen gegenübersitzen und das, was er oder sie sagt akustisch hören, hören wir noch lange nicht richtig zu. Richtiges Zuhören beinhaltet vor allem, dass wir versuchen zu verstehen, was unser Gegenüber sagt.

Beim Zuhören trifft unsere Landkarte auf die Landkarte des anderen. Im Gespräch begegnen wir der Welt des anderen, genauer gesagt, seinem Bild von der Welt, dass er sich zu einem bestimmten Thema gemacht hat. Dass dies nur eine eigene Meinung von vielen anderen ist und nicht unbedingt die Wirklichkeit an sich darstellt, ist den meisten Menschen nicht bewusst. Deshalb verteidigen sie ihre Meinung auch mit passenden Argumenten, mit zum Teil heftigen Gefühlen und entsprechenden Wertungen des „Richtig", „Falsch", des „Gut" und „Schlecht".

Wenn man nun auf der eigenen Meinung beharrt – wie die meisten Menschen – fällt es naturgemäß schwer, einem Menschen mit einer anderen Darstellung zuzuhören, geschweige denn, sich dafür zu interessieren, wie dieser – vermutlich auch intelligente Mensch – zu einem ganz anderen Standpunkt – gekommen ist. Doch das erfordert eine ziemliche Reife. Doch für das wirkliche Zuhören ist genau dies erforderlich. Gelingt dies nicht, und das ist die Regel, kommt es zu einer Diskussion und gegenseitigen Bekämpfen des Standpunktes des anderen.

Die wenigsten von uns machen sich Gedanken darüber, ob wir tatsächlich zuhören, wenn unser Partner etwas sagt. Die Stimme des anderen ist uns so vertraut, und auch was er oder sie sagt, ist meist nichts weltbewegend Neues (das nehmen wir jedenfalls an). Es kann uns schon mal passieren, dass wir im Alltag oder wenn wir mit den Gedanken ganz woanders sind, einfach nicht richtig zuhören können, wenn unser Gegenüber etwas sagt.

Wenn wir aber nicht richtig zuhören, bekommen wir auch nicht mit, womit sich der andere gerade beschäftigt, ob es ihm gut oder schlecht geht und was er oder sie sich von uns wünscht. Wir merken es dann oft gar nicht, ob der andere traurig oder fröhlich ist, was ihn oder sie beschäftigt und ob er oder sie uns vielleicht etwas wirklich Wichtiges sagen möchte.

Zuhören hat etwas mit Aufmerksamkeit zu tun. Viele von uns denken aber schon, während der andere spricht, bereits wieder über die eigene Meinung nach. Man ist dann gedanklich nicht bei seinem Gesprächspartner, sondern viel mehr bei sich selbst. Können wir dabei wirklich zuhören? Was heißt das jetzt konkret? Welche Fähigkeiten braucht es zum Zuhören?

Zum einen, die eigene Meinung zurückstellen zu können. *„Also, das sehe ich ganz anders"*, ist die Lieblingsantwort, die zu allem, was jemand sagt, passt. Die Fähigkeit, seine Meinung – zumindest eine Weile – nicht zurückstellen zu können, hängt auch mit der Angewohnheit mancher Menschen zusammen, immer Recht haben zu müssen. Wenn es dir schwerfällt, deine Meinung zurückzuhalten, kannst du ja mal sagen *„Ich bin zwar anderer Meinung aber mich interessiert, wie du zu deinem Standpunkt über ..."* Dann ist es auch wichtig, Unterschiede tolerieren zu können. In der Regel fühlen wir uns mit Menschen, die recht ähnliche Interessen, Meinungen und Werthaltungen haben, deutlich wohler. Ganz gleich, ob das jetzt politische, religiöse oder kulturelle Überzeugungen sind. Auch Menschen mit dem gleichen Hobby bringen wir erst mal Sympathie entgegen. Aber hey, Unterschiede beleben das Gespräch und können zum Wissenszuwachs und Erkenntnisgewinn beitragen.

Des Weiteren, Gefühle und Intuition miteinzubeziehen. Die Gefühle des anderen wie auch die eigenen Empfindungen während eines Gesprächs sind neben den sachlichen Aspekten wichtige Informationsquellen. Diese angemessen anzusprechen, ist oft hilfreich und für das Gespräch vertiefend.

Die Fähigkeit, etwas nicht gleich verstehen zu müssen. Wir Menschen sind keine rationalen Wesen. Wir handeln zumeist aus einer bunten Mischung von Motiven, Empfindungen, Ängsten und Erwartungen heraus. Oft wissen wir selbst nicht, warum wir etwas so und so sehen und vertreten. Du tust dich doch leichter, wenn du dir erlaubst, das vom anderen Gesagte nicht gleich zu verstehen.

Und wie wäre es, weiterführende Fragen zu stellen? Soll aus einem Gespräch nicht nur ein Wiederholen bereits bekannter Inhalte werden, bedarf es interessierter und intelligenter Fragen. Damit sind Fragen gemeint, die der andere nicht sofort beantworten kann, weil er erst nachdenken muss.

Ebenfalls gehört dazu, negative Wertungen zurückzustellen. Von klein auf werden wir darauf getrimmt, Dinge, Ereignisse, andere Menschen und uns selbst zu bewerten. Gut, richtig, gesund, schlecht, pfui, unbrauchbar usw. In vielen Kontexten sind Bewertungen durchaus sinnvoll. In einem Gespräch sind zu frühe Bewertungen meist Gesprächskiller. Sie bringen den anderen entweder dazu, seinen Standpunkt zu verteidigen und zu rechtfertigen. Oder er zuckt zurück, wird einsilbig und verstummt womöglich ganz. Hierzu gehört auch, wenn dir etwas nicht gefällt, nicht gleich gekränkt oder beleidigt zu sein. Das kann fürchterlich schwer sein, ich weiß, weil die eigenen Gefühle einen völlig überfluten können. Doch dann ist es immerhin noch besser, das angemessen zu äußern oder eine kurze Gesprächspause zu vereinbaren.

Und was viele auch lernen müssen, dein Gegenüber möglichst wenig zu unterbrechen. Viele Gespräche ähneln Wettkämpfen. Wer hat die besseren Argumente, wer kann den anderen übertrumpfen? Das geschieht oft, indem man den anderen unterbricht. Das ist mitunter notwendig und kann belebend wirken, doch oft leidet unter der Hitze des Gefechts der Gesprächsinhalt.

Damit sich ein Gespräch entwickeln kann – und nicht nur ein Abspulen bekannter Floskeln wird – braucht es Raum und Zeit. Es braucht Pausen, in denen beide das Gesagte und Gehörte verdauen und nachklingen lassen können. Diese Pausen kann dein Gegenüber nur dann machen, wenn du ihm diese Pause auch lässt. Je weniger man den anderen unterbricht, umso ruhiger und tiefer kann ein Gespräch werden.

Für einen selbst mag es genügen, nur zuzuhören. Doch dein Gegenüber weiß erst mal nicht, ob du ihm zuhörst, vor allem wenn du ihn nicht anschaust. Er weiß vor allem nicht, was du grad gehört oder was und wie du das Gehörte verstanden hast. Deshalb ist es wichtig, an bestimmten Punkten dem Sprecher zurückzumelden, dass du noch zuhörst - und was du verstanden hast. Oft geht es auch ja nicht nur darum, was gesagt wurde, sondern was gemeint wurde.

Zugehört und verstanden?

So, jetzt bin ich gespannt, ob das mit dem Zuhören auch bei dir in Zukunft klappt!

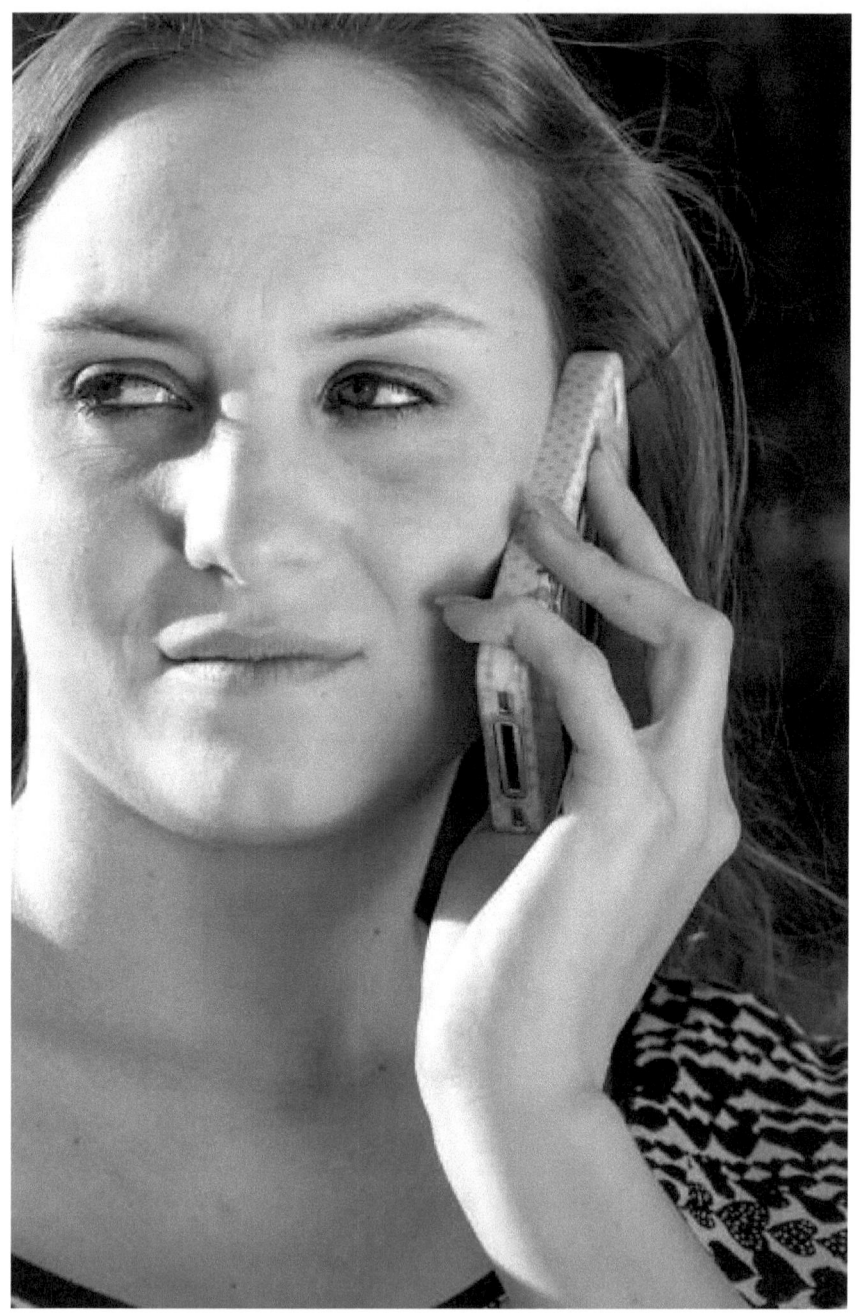

Kapitel 43

... zugeben, dass man etwas nicht kann oder verstanden hat

„So, also dann gehst du auf das Laufwerk, öffnest die Datei, schaust, dass alles zentriert ist und vergleichst die Breite, verstanden?" „Ja ja." Und fünf Minuten später sitzt man dran, und ist überfordert, weil man einfach nur Bahnhof verstanden hat. Aber andererseits ist man sich zu fein, noch einmal nachzufragen. Warum kann man nicht einfach frei raus sagen: „Hey, ich hab es nicht kapiert, bitte erklär es mir noch einmal!"

Man liebt einen Menschen ja nicht wegen seiner Stärke, sondern wegen seiner Schwäche. Oder sind manche echt so schwer von Begriff?

In der Schule zum Beispiel, wie oft muss ein Lehrer etwas erklären, bis man es verstanden hat? Man traut sich ja gar nicht vor den anderen zwanzig Mitschülern zu sagen, dass man die Aufgabe grad nicht kapiert hat. Dann sitzt man davor, spiegelt beim Nachbar und schreibt das einfach ab. Aber hilft mir das weiter?
Nein, denn am Ende habe ich es ja immer noch nicht verstanden.

Mir ging es in Französisch so. Die Lehrerin hat sich nur für zwei oder drei Supertalente interessiert, die anderen waren ihr egal. Und wenn man etwas nicht verstanden hatte und nachfragen wollte, kam eine blöde Antwort. Also habe ich es einfach gelassen, und wurde nur durch diese Lehrerin eine schlechte Französisch-Schülerin. Jetzt, viele Jahre später, bereue ich es natürlich, nicht andere Schüler um Rat oder Nachhilfe gebeten zu haben.
Ich hab damals einfach gedacht, ich brauche das nicht oder hab es nicht nötig.
Wir tun uns wirklich, wirklich schwer damit. Wir zeigen uns verwundbar, wenn wir um Hilfe bitten. Sind dann vielleicht doch nicht so stark nach außen, wie wir meist scheinen (wollen). Wieso

haben wir nur so oft das Gefühl, dass ein ehrlich gemeintes Danke für eine erfahrene Hilfe nicht reicht? Sind wir tatsächlich schon so auf Leistung gepolt, dass alles immer eine „angemessene" Gegenleistung haben muss?

Wie so oft weiß ich darauf auch keine zündende Antwort, sondern mir gehen immer mehr Fragen durch den Kopf. Was hält uns nur so sehr zurück beim um Hilfe bitten? Haben wir das Gefühl es nicht wert zu sein? Können wir uns einfach nicht vorstellen, dass uns jemand gerne helfen möchte?
Du hast es sicher schon einige Male erlebt, wie mit jeder weiteren Erklärung immer mehr Klarheit vernichtet wird. Manchmal drückt sich dein gegenüber aber auch so kompliziert aus, dass man es auch gar nicht verstehen kann. Was wir uns aber mal überlegen sollten, ist, dass der bewusste Verstand gar nicht zuständig ist für das alles, was wir von ihm wollen. Die entscheidenden Kräfte, die unsere Lebensfunktionen steuern, liegen im Unbewussten und auch im Unterbewusstsein. Merkwürdigerweise kümmert sich niemand direkt um seine eigenen Talente, die da alle im Unbewussten „schlummern".

So wie der Körper, so brauchen auch diese Geistes- und Seelenkräfte regelmäßig Stärkung und Pflege. Wenn ich den Kräften in Dir, die offenbar alle Erklärungen immer noch schlechter verstehen, nicht sage, dass sie mangelhaft und defekt und sonst sowas sind, sondern wenn ich ihnen sage, dass sie großartig sind und sich super entwickeln werden, dann kannst Du sofort nicht nur eine Verbesserung der Lebensfunktionen dieser Kräfte messen, sondern eine Verbesserung aller Lebensfunktionen. Solche Probleme können wir im Handumdrehen verbessern. Stell dich eindeutig auf die Seite deiner geschwächten Talente, achte und sprich ihnen deine Anerkennung aus, interessiere dich lebhaft für ihre gute Entwicklung, ermutige und bestärke sie, mal dir für sie ihre gute Zukunft aus, glaub daran. Und Du kannst oft schon in Minuten einen ganz anderen Menschen erleben: zuvor verklemmt und verzweifelt und nun, gelöst und die ersten Erfolge genießend und begierig noch mehr Wachstum deiner Kräfte zu erleben. Du brauchst also nur Deine geschwächten Kräfte zu stärken – sie sind nur für eins auf dieser Welt, um alles für dich zu tun. Und das tust du so, wie DU sie für ihre Aufgabe stärkst.

Wenn man sich also eingesteht, dass man etwas nicht kann, fällt es einem doch dann leichter, nach Hilfe zu bitten, richtig? Und wenn ich mich doch dann dadurch auch verbessern kann, ist doch alles noch viel besser?

Wenn du dich dein ganzes Leben, von der Schule an, nicht traust, es zuzugeben, dass du es nicht kapiert hast, tja – dann ist es ein armer Kreislauf des Lebens. Du schaffst die Schule vielleicht wegen einem blöden Fach nicht. Du kriegst keine Ausbildung oder kannst hier nicht überzeugen, weil du die Aufgaben nicht richtig verstanden hast. Und deinen Traumjob kannst dann wohl auch vergessen, da du dir ja noch nie zugestehen konntest, etwas verbessern zu müssen.

Denn das ist ja das Eigentliche. Es gibt was, was ich nicht kann. Aber anstatt mich weiterzuentwickeln oder zu verbessern, bleibe ich einfach stehen. Warum? Angst, dass man es beim zweiten Mal auch nicht versteht? Angst, dass dein Gegenüber lachen könnte, weil du nach einer Erläuterung fragst?

Alles halb so wild, wirklich. Stell dir doch mal vor, du kannst etwas, was in deinem Team keiner kann. Fühlst du dich dann nicht geschmeichelt, wenn du um Hilfe gebeten wirst? Also ich helfe gerne, und wenn ich etwas erklären kann, dann mache ich das auch! Und darüber nachzudenken, ob jemand jetzt schwer von Begriff ist oder nicht, ach, das kommt mir gar nicht in den Sinn. Genauso wird es der Person gehen, der du jetzt anvertraust, dass du die Erläuterung oder die Aufgabe eben doch nicht ganz verstanden hast.

Lieber so, wie wenn man etwas macht und auf good-will versucht, dann aber ein völlig falsches Ergebnis abgibt. Wenn dir dein Kollege dann den Auftrag nochmals erklärt, schreib es mit. Zum einen macht es einen guten Eindruck, dass du dir Notizen machst, zum anderen hast du etwas, wo du immer wieder nachschauen kannst. Und wenn du die Aufgabe dann selbständig erledigst, und es hinhaut, was meinst, wie stolz du auf dich sein kannst? Und dein Kollege wird auch froh sein, dass du es richtiggemacht hast!

Zurück bleibt das wärmende Gefühl von Dankbarkeit, dass mir – einfach so – jemand geholfen hat. Umgekehrt, wenn ich helfen konnte, nehme auch ich dieses kleine Glücksgefühl mit, jemandem helfen zu können. Und ich sage euch was, diese kleinen Geschichten, Momente die sich ergeben, in denen ich jemandem helfen konnte, bleiben mir in Erinnerung. Sie sind wie Landmarken in meinem Tag. Denn genau in diesen Momenten bin ich wirklich da. Ich erlebe mich und mein Gegenüber. Wir teilen diesen Moment. Es liegt ein Lächeln in der Luft. Dankbarkeit und ein leichtes Gefühl, das wie ein leises Lied noch nachklingt, wenn ich schon wieder in meinem Tag weitergegangen bin.

Das Nichtwissen zuzugeben ist doch auch ein großes Stück Menschsein. Leider werden in den Medien Shows gepusht, die als Inhalt haben, Leute möglichst kreativ und herablassend fertig zu machen. Beim Fehlermachen erwischen wollen und die Teilnehmerinnen einfach mal schlecht aussehen zu lassen, weil das dem Publikum ja so gefällt. Wer soll sich denn da bitte noch um Hilfe fragen trauen? Denn trauen muss man sich schon. Es kostet Mut, sich hinzustellen und zu fragen: „*Magst du mir das bitte noch mal erklären?*"

Wann haben wir eigentlich damit aufgehört? Wann haben wir diesen Mut verloren? Ungefragt zu helfen, kann als unerwünschtes Einmischen empfunden werden. Richtig. Wenn ich mir etwas wünschen darf, dann, dass wir wieder zulassen, menschlicher miteinander umzugehen. Damit riskieren wir verwundbar zu erscheinen, ich weiß. Wer um Hilfe bittet, ist in dem Moment nicht der große Macker. Doch auch der große Macker bricht sich keinen Zacken aus der Krone, wenn er den Mut aufbringt um Hilfe zu bitten und sie auf der anderen Seite auch anzubieten. Was mich noch zu dem wichtigen Gedanken bringt, dass es auf diese Frage um Hilfe auch immer sein kann, dass mein Gegenüber nein sagt. Und das ist natürlich sein gutes Recht. Auch wir haben das Recht dazu selbst zu entscheiden, ob wir helfen oder nicht. Das steht uns und jedem anderen Menschen zu. Doch interessanterweise klafft das Verhältnis weit auseinander. Im Positiven. Du wirst weitaus häufiger erleben, dass Menschen helfen wollen. Denn in unserem Innersten wissen wir, dass das etwas Gutes ist. Dass es gut ist für den Menschen, dem wir helfen können und gleichermaßen gut für uns, weil wir für diesen anderen etwas tun konnten.

Also lasst uns wieder lernen, zuzugeben, dass wir etwas nicht verstanden haben und Hilfe benötigen. Sammele diese kleinen Momente, die du dadurch mit einem anderen Menschen teilst. Diese Verbundenheit, die uns mit Dankbarkeit im Herzen zurücklässt. Unser Menschsein lebendig erfahren lässt. Denn nach diesem lebendig sein hungern wir doch alle.

Daher frag einfach. Bitte bei der nächsten schweren Aufgabe, die du nicht verstanden hast, um Hilfe. Auch wenn sich zunächst Unsicherheit breitmachen mag.
Sei mutig. Du wirst dadurch wertvolle Momente erleben und die Tiefe des Lebens erfahren.

... ohne Zigaretten/Alkohol leben

Ich weiß nicht, ob ihr Raucher seid, oder gern mal etwas trinkt. Ich habe früher selbst geraucht, aber als ich von St.Thomas zurückkam, war es mir im Januar einfach zu kalt, um draußen zu stehen, und zu rauchen. Früher war das ja noch anders, als man in der Bar oder im Club rauchen durfte.

Und genauso ist es mit dem Alkohol. Habe früh in Jugendräumen angefangen, und dann so mit 18 oder 19 Jahren aufgehört. Seitdem trink ich eigentlich gar nichts mehr. Selbst an Silvester oder einem Geburtstag nichts. Und habe auch kein Bedürfnis.

Gut, jedem das seine! Das auf jeden Fall. Ich will ja auch nicht sagen, dass man damit aufhören soll. Nur, wie wäre es, einen Tag oder eine Woche darauf zu verzichten? Ist es dann nicht ein schöner Moment, wenn man dann in einer guten Bar oder einem Restaurant sitzt, und dann den Wein noch mehr genießen kann?

Rauchen kostet Geld und viel Lebenszeit. Wer rechtzeitig aufhört, bekommt bis zu zehn Jahre geschenkt. Ich weiß, die Glimmstängel für immer zu verbannen, ist leichter gesagt als getan. Man will aufhören, tut das dann für zwei bis drei Monate und dann denkt man sich: „Naja, eine geht doch!", und schwupp die wupp ist man wieder zu seiner alten Gewohnheit zurückgekehrt.

Dabei kann das Aufhören auf ganz unterschiedliche Weise gelingen. Manche legen den Glimmstängel von heute auf morgen aus der Hand, andere versuchen, sich das Rauchen nach und nach abzugewöhnen. Auch Hypnotiseure und Akupunkteure versprechen, das Entzugsleiden erträglicher zu machen.

Die Meisten, die ich kenne, starten den Rauchstopp ohne Hilfe. Meistens gelingt es ihnen aber nicht beim ersten Versuch. Der

Wille zum Aufhören ist dennoch die entscheidende Grundvoraussetzung, finde ich. Denn wenn du das nicht selber 100 Prozent willst, wie sollst du es dann schaffen?

Rauchen kann körperlich und seelisch abhängig machen. Ich kenn so viele, die morgens aufstehen, und das erste, was sie machen ist, eine Zigarette anzünden und Kaffee trinken. Kein Frühstück, nichts. Das konnte ich nie! So früh gleich rauchen. Nach dem Mittagessen, ja, das verstehe ich. Aber das man schon mit zittrigen Händen aufsteht und erst einmal raucht? Oder auch die Leute, die während dem Flug nicht rauchen dürfen. Das hatte mir auch nie etwas ausgemacht.

Wenn du allein aufhören willst, gehört auch eine gewisse Vorbereitung dazu. Wenn du aufhörst zu rauchen, kämpfst du mit Entzugserscheinungen wie Unruhe, Reizbarkeit und Unwohlsein. Und was mir aufgefallen ist, in den ersten Stunden des Entzugs attackieren dich Durst und Hunger. Würde dir daher raten, frisches Obst einzukaufen. Anstatt des Glimmstängels kannst du ja dann eine Karotte essen. Dann hast auch was in der Hand. Auch zuckerfreie Kaugummis, Tee und Wasser helfen über die ersten Entzugserscheinungen hinweg.

Du kannst dir ja auch überlegen, was du in den ersten Wochen tun wirst. Du kannst ja mit dem Sport anfangen oder spazieren gehen, und ganz wichtig, der Versuchung fernbleiben. Setzt dir ein Datum fest, zum Beispiel den 15.05. – genau da hörst du auf! Komme was wolle! Schmeiß alle Zigaretten und Feuerzeuge weg.

Wie schwer dir der Entzug fällt, hängt auch vom Grad der Abhängigkeit ab. Mit einem kurzzeitigen Rückfall solltest du entspannt umgehen. Gib dein Ziel nicht auf, sondern mach direkt mit dem Nichtrauchen weiter.

Beratung und Verhaltenstherapie sind sicherlich auch eine Möglichkeit, aber nicht, wenn du das nicht willst. Klar kann man durch das Rauchen andere Leute kennenlernen, oder mal geschwind eine Pause in den Alltag legen. Hat ja auch keiner was dagegen.

Was noch zu sagen ist, dass ja beim Rauchentzug der Körper nach Nikotin verlangt, das er sonst über die Zigaretten aufgenommen hat. Deswegen sind Entzugserscheinungen ja auch die Folge. Pflaster, Tabletten, Kaugummis oder Inhaliergeräte mit Nikotin helfen, die körperlichen Symptome zu lindern. Vor allem starken Rauchern können Pflaster und Co. die erste Zeit des Entzugs erleichtern. Allerdings bergen diese Produkte die Gefahr, sich in eine neue Abhängigkeit zu begeben.

Aber hilft nun eine Therapie mehr als irgendwelche Pflaster? Der Glaube an den Erfolg einer Therapie ist bei Hypnose und Akupunktur offenbar das Entscheidende. Ich denke schon, dass es beeinflussen kann. Allein die positiven Erwartungen, die man ja an so eine Therapie hat, helfen einem schon.

Zurück zum Alkohol, habt ihr schon mal versucht, bei einer Feier „nein" zum Bier zu sagen? Schon seltsam, wie man da angeschaut wird. Als sei man krank, oder es fehle einem etwas. Nein, ich möchte einfach heute mal kein Alkohol trinken. Für viele unvorstellbar. Macht das trinken den Abend dann erträglicher? Oder soll ich einfach „mittrinken" um dazuzugehören?

Ich mein, wenn man am Freitagabend feiern geht und viel trinkt, ist man doch am nächsten Tag total kaputt, vielleicht noch mit Kopfweh und der Tag macht einfach keinen Spaß. Was hat man dann also davon, dass man vielleicht am Abend durch den Alkohol mehr Spaß hatte? Nichts, außer einem frustrierten Samstagmorgen.
Wenn mich Leute fragen, warum ich keinen Alkohol mehr trinke, sage ich meistens, dass ich früher zu viel getrunken hätte. „Aber überhaupt nichts? Nicht mal ein Glas Wein?" – Nein! Denn um ehrlich zu sein, ich habe noch nie Wein getrunken.

Natürlich muss jeder für sich entscheiden, wie viel Alkohol sein Leben verträgt. Viele Menschen, die mehr als jenes Glas Wein trinken, führen ein glückliches Leben. Aber auch im besten aller Fälle geht man dabei ein erheblich erhöhtes Risiko ein, an Krebs zu erkranken oder Krankheiten des Herz-Kreislauf-, des Verdauungssystems sowie Leberkrankheiten zu erleiden.

Nicht zu vergessen, das ganze kostet ja auch!! Wie viel Geld man sich da reinschüttet! Wenn ich in eine Bar gehe, kostet der Cocktail mindestens 8,50 Euro! Dann lieber ein Wasser oder ein Tee, dann bin ich gern das billige Date.

Und in jedem Büro, in dem ich bisher gearbeitet habe, gab es jemanden, der oft übernächtigt zur Arbeit kam aber trotzdem davon überzeugt war, dass ohne ihn (den Alkohol) nichts funktionieren würde. Je klüger man ist, desto überzeugender sind die Geschichten, die man sich selbst erzählt, um weitertrinken zu können. Jeder Alkoholkranke hinterlässt, ohne dass er es selbst merkt, eine Spur der Zerstörung in seiner Familie, an seinem Arbeitsplatz und in seinem Freundeskreis.

Es fängt schon an, wenn man alleine zu Hause trinkt. Man hat immer genug Probleme und Anlässe, die das nächste Glas geradezu zwingend erscheinen lassen. Und man hat auch komischerweise immer eine Argumentation parat, die beweist, dass man kein Problem hat.

Naja, bevor ich zu weit abschweife, es ist keine Schwäche, nicht zu trinken oder zu rauchen, sondern eher eine Stärke.

Ich würde mich daher freuen, wenn du dir einen Ruck gibst, und es mal eine Woche ohne versuchst.

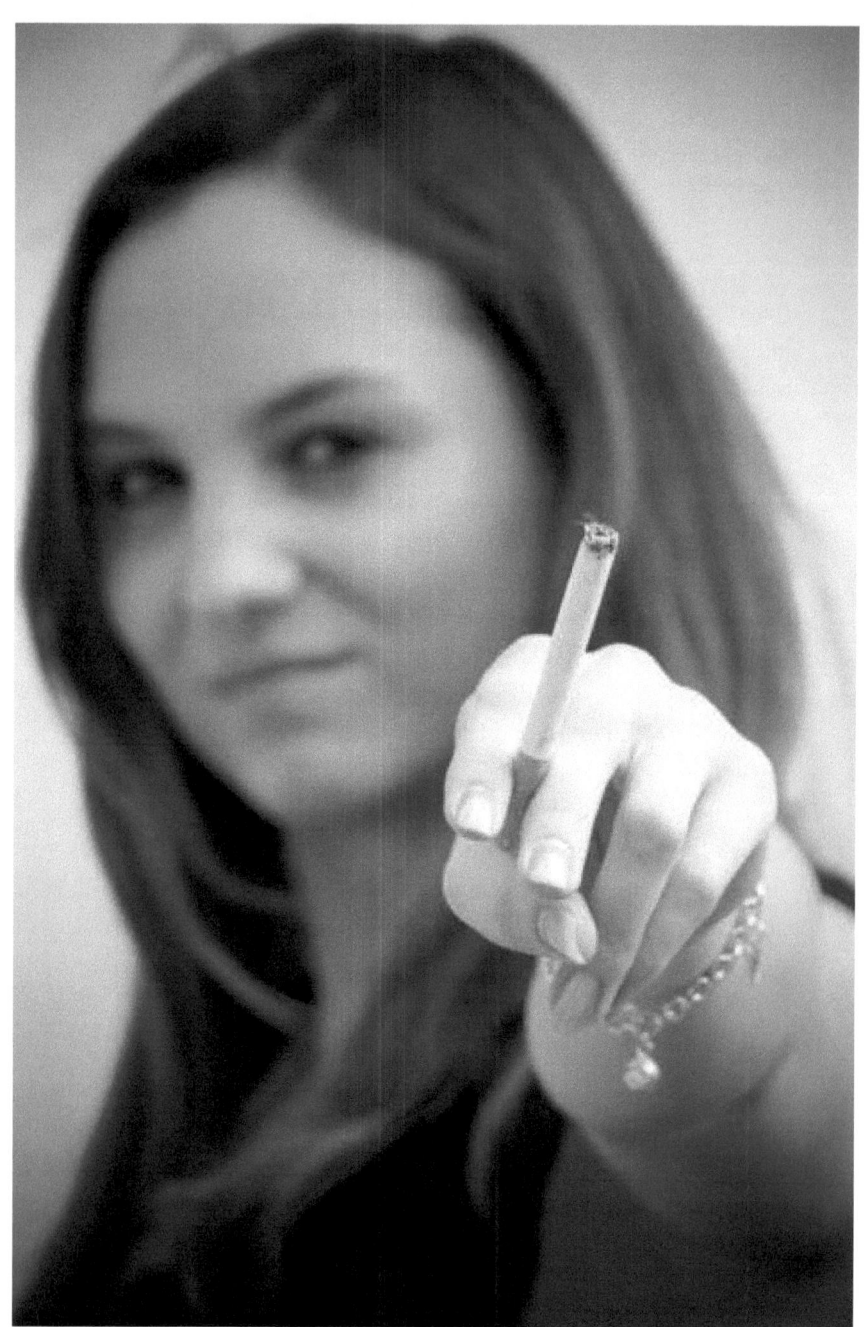

Kapitel 45

... Blut sehen

Eine Spritze beim Arzt, ein Schnitt in den Finger oder blutüberströmte Monster an Halloween – das genügt, damit es sogar manch gestandenem Mann schwarz vor Augen wird.

Ich weiß noch, als man mir Ohrringe gestochen hatte. Ich bin sofort kollabiert! Und dabei hab ich noch nicht mal viel gesehen. Alleine die Tatsache, dass da ein wenig Blut sein oder ich etwas sehen könnte.

Ich würde fast sagen, dass das die häufigste Angstphobie ist, die es gibt. Beim Anblick der roten Flüssigkeit, die an eigenen Körperteilen oder denen anderer herabrinnt, wird vielen übel, schwindelig oder sie fallen sogar in Ohnmacht. Bei Menschen mit einer Blutphobie, dazu gehöre auch ich, kann es dann passieren, dass das Nervensystem überreagiert und der Blutdruck zu sehr fällt. Dann gelangt kurzfristig zu wenig Blut und damit auch nicht ausreichend Sauerstoff ins Gehirn. Deswegen ist ja am besten, sich dann hinzulegen, und die Füße hoch zu tun. Damit wieder Blut in den Kopf fließt.

Leider ist ein Weglaufen beim Arzt keine Option, und Blutabnehmen muss ja leider ab und zu auch sein. Da hilft nur Umkippen, um der Spritze zu entgehen.
Warum macht es aber im Film nichts aus? Eine „Muss-Szene" vieler Action-Filme: Das Blut des gnadenlos gekillten Opfers spritzt aus der Wunde, versaut weiße Hemden und fließt in einer Riesenlache auf dem Boden zusammen. Und im echten Leben bekommen die meisten Menschen beim Anblick von spritzendem Blut ein flaues Gefühl im Magen.

Laut Recherchen steckt dahinter eine tief verwurzelte Urangst: Fließendes Blut signalisiert höchste Gefahr. Als hätten wir die Verletzung am eigenen Leib erlitten, aktiviert der Körper, ob wir es wollen oder nicht, reflexhaft ein archaisches Not-Programm.

Wer seine Blutphobie überwinden möchte, dem raten Experten zu einer Technik, die von Kampfpiloten gegen Bewusstlosigkeit bei hoher Beschleunigung angewendet wird. Bei den ersten Anzeichen einer Ohnmacht mehrmals Pobacken zusammenkneifen und Oberschenkel anspannen. Ist kein Witz! Ehrlich! Das drückt die Venen zusammen und verhindert das Absacken von Blut in die Beine.

Ich frag mich, ob man sich das auch wegtrainieren kann? Ich meine, eine Art wäre die Konfrontationstherapie. Besteht ja darin, sich mit der Sache zu konfrontieren. Man könnte sich zwingen, Unmengen an Blut so lange anzusehen, bis der Körper eine Art Immunität oder Abgestumpftheit entwickelt hat. Vielleicht fühlt man den Ekel dann gar nicht mehr, sondern nur noch Gleichgültigkeit. Vielleicht hilft es auch, bei manchen Serien oder Filmen in gewissen Szenen nicht wegzuschauen. Aber dieser Weg, oder diese Methode hört sich für mich eher wie jede Menge Überwindung an und ist psychologisch gesehen gefährlich.

Vielleicht schaffst du es das nächste Mal, wenn du dir in den Finger schneidest, einfach drauf zuschauen. Das Blut an sich macht dir ja nichts. Um den Schmerz dabei zu vergessen, denk an was Schönes und dann merkst du kaum, wie schnell das vorbeigeht. Hinterher wirst du dann erstaunt sein, dass es so gut ging!

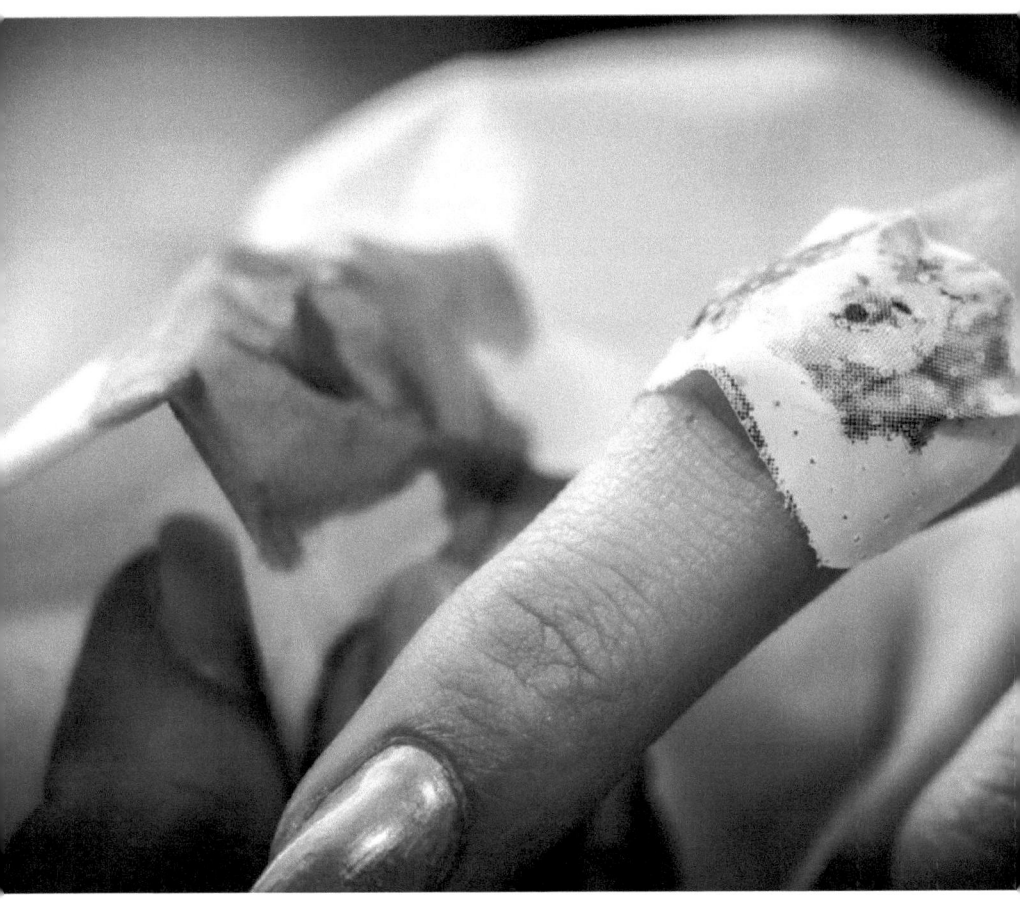

Kapitel 46

... jemanden loben

„Wenn du lächelst, geht die Sonne für mich auf", „Tolle Leistung. Alle Achtung", „Das ist dir großartig gelungen, ich bin stolz auf dich", – bei diesen Komplimenten geht den meisten Menschen das Herz auf.

Wir fühlen uns geliebt und wertgeschätzt. Doch viele von uns tun sich schwer, Komplimente zu machen, obwohl sie wissen, wie gut sich Komplimente anfühlen. Warum uns Lob und Komplimente nur schwer über die Lippen kommen, dass weiß ich nicht.

Hast du schon einmal beobachtet, wie Kinder auf Lob reagieren und was sie alles tun, nur um ein wenig Anerkennung von Mama oder Papa zu bekommen? Lob ist das wichtigste Erziehungsmittel, das wir besitzen. Und auch als Erwachsene verfehlt es seine Wirkung nicht. Manche Menschen tun fast alles, nur um ein Kompliment und Wertschätzung zu bekommen.
In unserer Kindheit lernen wir, mit Lob und Komplimenten umzugehen. Unsere Eltern sind für uns Modell, wie man lobt oder ein Kompliment macht. Gleichzeitig lernen wir auch, uns selbst zu loben. Sind unsere Eltern jedoch selbst nicht in der Lage zu loben, dann fehlt uns diese Erfahrung.

Andererseits können unspezifische und überschwängliche Komplimente dazu führen, dass wir diese nicht ernst nehmen, sie als Schleimerei ansehen. Oder wir werden überheblich und lernen nicht, unsere Fähigkeiten richtig einzuschätzen.
Loben und Komplimente sind bei den meisten Menschen ein Türöffner.

Wir alle streben nach Anerkennung und Achtung.

Wenn der andere uns das Kompliment als ehrlich gemeint abnimmt und sich selbst für lobenswert hält, dann fühlt er sich wohl in unserer Nähe. Er ist gerne mit uns zusammen und ist motiviert, sein Bestes zu geben. Er strebt danach, das Kompliment zu verdienen. Lob und Komplimente sind hilfreicher als Kritik.

Lob und Komplimente stärken die Beziehung zwischen Eltern und Kindern. Kinder lernen durch Lob, sich selbst zu mögen und ein gesundes Selbstwertgefühl zu entwickeln. Auch die Beziehung zwischen Liebenden und Verheirateten. Dein Partner fühlt sich geschätzt, wenn du ihm oder ihr Komplimente machst. Ebenso, zwischen Chef und Mitarbeitern. Man identifiziert sich mehr mit der Firma, bringt mehr Engagement, wenn man weiß, dass der Einsatz beachtet und wertgeschätzt wird.
Und bei Freunden sieht man sich gegenseitig als Spiegelbild. Man wünscht sich Rückmeldung vom anderen. Selbst bei Nachbarn ist man doch eher bereit, etwas füreinander zu tun, wenn man dafür gelobt wird.

Wenn uns ein Kollege lobt, sind wir bereit, etwas für den anderen zu tun, und haben mehr Vertrauen in unsere Fähigkeiten, wenn man ab und zu ein Kompliment bekommt.

Lob und Komplimente können problematisch sein, wenn man ein Verhalten lobt, dass aus der Sicht des Gelobten kein Kompliment wert ist. Außerdem kann der andere unser Kompliment abwerten, indem er sich einredet, wir wollten etwas von ihm und nur deshalb würden wir ihn loben. Und natürlich stoßen abgedroschene und nur so dahingesagte Komplimente eher auf Ablehnung. Menschen, die sich selbst ablehnen, sehnen sich sehr nach Lob und Komplimenten. Gleichzeitig tun sie sich schwer, Komplimente anzunehmen.
Wenn du nicht zu dem „Naturtalenten" gehörst, denen Lob und Komplimente ganz leicht über die Lippen kommen, dann kannst du dich darin üben.

Dabei solltest du aber einige Punkte beachten, damit das Kompliment so ankommt, wie du es auch meinst. Sprich dein Gegenüber mit seinem Namen an. Bezieh das Kompliment auf Dinge, die du ehrlich meinst. Setze das Lob nicht ein, um andere zu manipulieren. Halte Blickkontakt, während du das Kompliment aussprichst. Bezieh dein Kompliment auf ein konkretes Merkmal, eine Eigenschaft oder Verhalten, dann ist es viel wirkungsvoller. Äußere dein Kompliment in Gegenwart anderer. Lobe doch mal den anderen, indem du sein Verhalten oder seine Eigenschaften mit denen anderer Menschen vergleichst.

Aber Vorsicht, überschütte andere nicht mit Komplimenten. Äußere dein Kompliment in wenigen Worten. Ausschweifendes Lob wirkt schnell unglaubwürdig. Und da nützen die besten Komplimente nichts, wenn der andere Probleme hat, Komplimente anzunehmen.

Manche reagieren verlegen auf Komplimente, andere spielen diese herunter („Ach, dass ich Ballett tanzen kann, das ist nichts Besonderes") und wieder andere weisen Komplimente offen zurück.

Die Gründe dafür, warum der andere unser Kompliment abwertet oder herunterspielt, sind vielfältig. Interpretiert der andere dein Kompliment als Manipulation oder Erpressung, dann wird er abwehrend reagieren. Auch wenn das Lob nicht mit dem Selbstbild des anderen übereinstimmt, dieser also eine geringe Meinung von sich hat, stößt es auf Ablehnung.

In diesem Sinne, betrachte Komplimente als Geschenk, das du deinem Gegenüber machst, und lass diesen entscheiden, ob er dein Geschenk annehmen möchte.

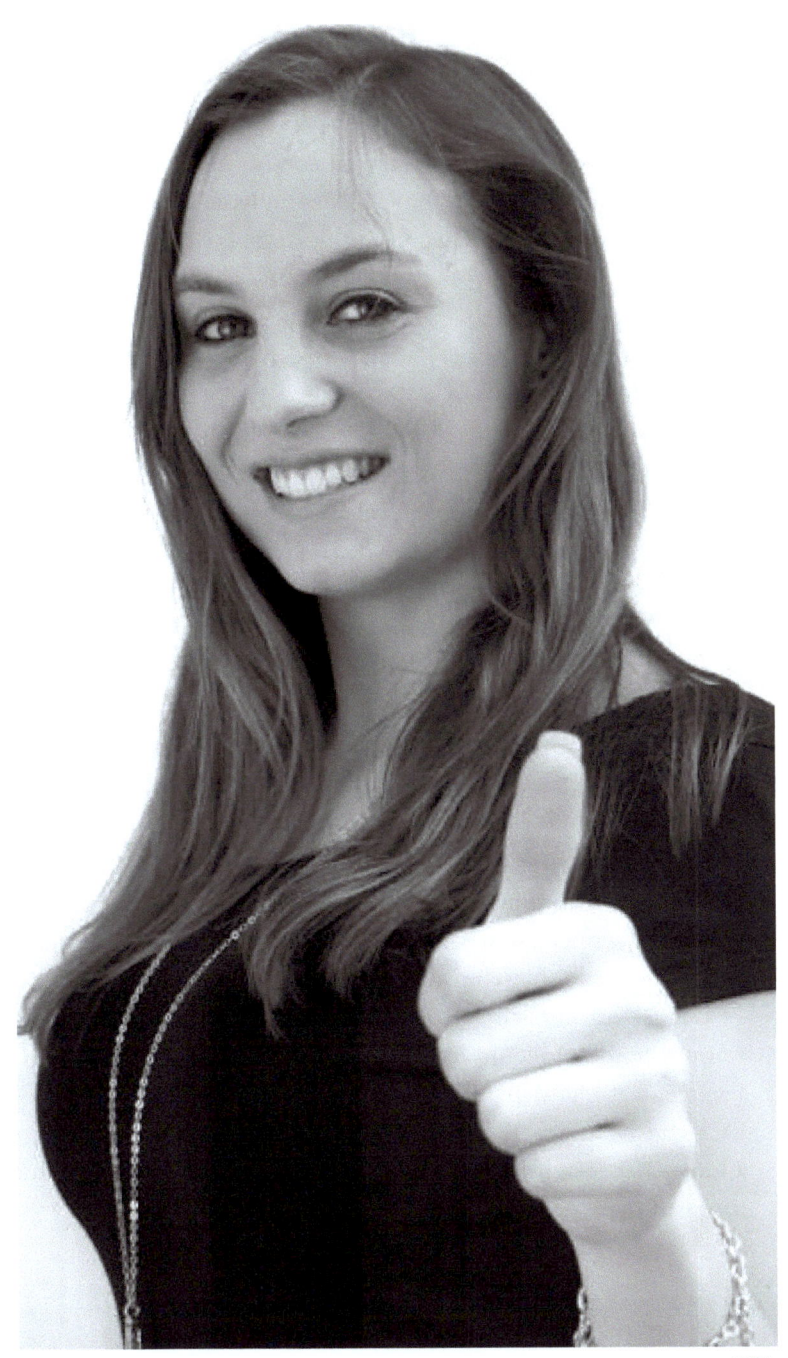

Kapitel 47

... eine Woche ohne Fleisch

Als ich in Indien war, war ich zum einen geschockt, wie schwierig es ist, an Rindfleisch zu kommen. Zum anderen sehr überrascht, wie viele Vegetarier und Veganer es doch gibt. Bei mir zu Hause könnte ich mir das nie vorstellen. Mein Opa war Jäger, daher war mein Vater es gewöhnt, täglich Fleisch auf dem Teller zu haben. Genauso war es in meiner Kindheit – jeden Tag Fleisch.

Fleisch enthält viele Nährstoffe. Natürlich gibt es zahlreiche Studien, die nachweisen, dass zu viel Fleischgenuss krankmachen kann. Das gilt aber im Prinzip für alle Lebensmittel, die man im Übermaß zu sich nimmt. Tatsache ist auch, dass moderater Fleischkonsum durchaus gesund ist. So enthält Fleisch die wertvollen Mineralstoffe Eisen und Zink. Kein Lebensmittel deckt den Eisenbedarf des Körpers so gut ab wie Fleisch. Und Eisen sorgt dafür, dass Sauerstoff zu den Zellen transportiert wird. Fleisch ist außerdem ein exzellenter Eiweißlieferant und das wichtige Vitamin B 12 kommt sogar ausschließlich in tierischen Produkten vor und ist das einzig verwertbare für den Menschen.

Fleischessen ist ein sinnlicher Genuss. Es ist ein eigentlich banales Argument – aber Fleisch schmeckt und riecht einfach gut. Der unnachahmliche Geschmack und Geruch von richtig gutem Fleisch ist ein sinnliches Erlebnis. Vor allem jetzt, wo es wieder wärmer wird! Grillduft im Sommer, ein Sonntagsbraten beim Familienfest, die deftige Brotzeit mit Wurst bei einer Bergtour. Das sind Erlebnisse, die kein Fleischesser missen möchte. Kein anderes Lebensmittel bietet so viele Geschmacksrichtungen und kann auf so unterschiedliche Arten zubereitet werden.

Aber warum gibt es dann trotzdem so viele, die freiwillig darauf verzichten möchten? Ist es gut, mal eine Woche oder länger ohne Fleisch auszukommen? Schaffe ich das überhaupt?

Tierschutz gilt als Hauptgrund vieler Deutscher, ihre Ernährung auf fleischlose Kost umzustellen. Hinzu kommen Nahrungsmittelskandale, gesundheitliche Aspekte und das Klima. Derzeit soll es in der Bundesrepublik bereits rund sieben Millionen Vegetarier geben, glaubt der Vegetarierbund (Vebu).

Irgendwie ist es aber gerade auch ein Trend, auf Fleisch und sogar auf Milchprodukte zu verzichten. Wissenschaftliche Studien haben aber auch gezeigt, dass eine ausgeklügelte vegetarische Ernährung viele positive Effekte haben kann. Anscheinend leiden Vegetarier seltener an Bluthochdruck und haben weniger Gewichtsprobleme. Ihre Cholesterinwerte sind besser, auch erkranken sie nicht so oft an Diabetes. Dass viele Vegetarier bewusster und gesünder leben, wurde in diesen Untersuchungen schon berücksichtigt.

Was auf jeden Fall feststeht, ist, dass ich, nach einer Fleischlosenzeit, auch nur noch hochwertiges Fleisch essen werde und das bewusst. Also nicht einfach um mir den Magen zu füllen, sondern um mir etwas Gutes zu tun und mich möglichst wohl und energiegeladen zu fühlen. Es tut ja auch der Gesundheit gut, wenn man mal etwas umstellt. Muss ja nicht für immer sein. Aber warum nicht mal eine fleischlose Zeit einrichten? Und die anderen Familienmitglieder werden sich sicherlich auch über all die tollen neuen Rezepte freuen, die man dann ausprobieren kann.

Euch fehlen die Ideen? Dann hier der erste Versuch:

Orientalische Reispfanne

1 EL Rosinen heiß abspülen, abtropfen. 1 Zwiebel fein würfeln. 175 g Lauch in Ringe schneiden. 1 große Möhre in Scheiben schneiden und mit den Zwiebelwürfeln in 1 TL Öl in einer Pfanne andünsten. Lauch und Rosinen kurz mit andünsten. Mit Salz, Pfeffer, etwas Chili und je 1 Prise gemahlenem Piment, Gewürznelke und Zimt würzen. 70 g Schnellkoch-Vollkornreis zufügen, mit 200 ml Gemüsebrühe ablöschen, zugedeckt 8 – 10 Min. dünsten, ab und zu umrühren. Abschmecken.

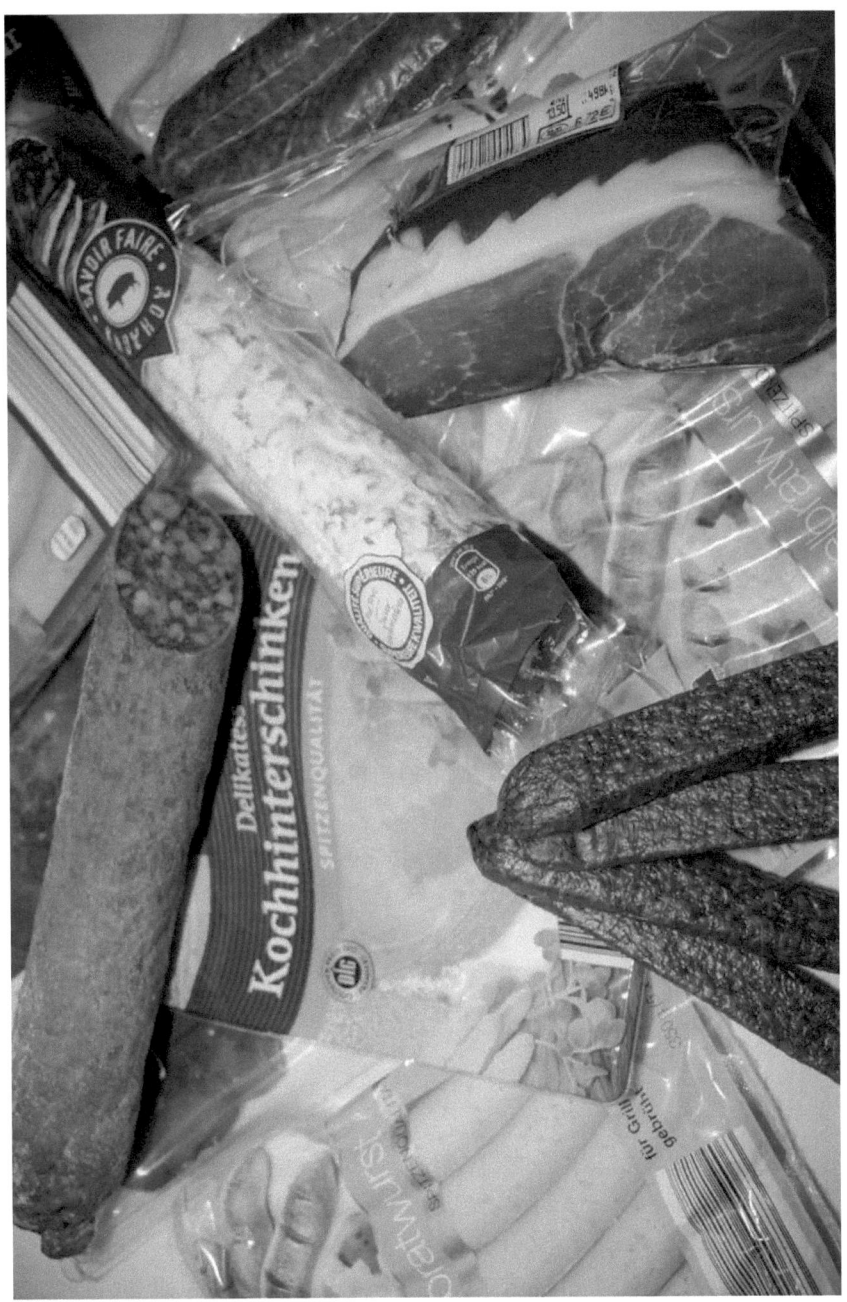

Kapitel 48

... sich die Schuld zugestehen

Was mich wirklich, wirklich nervt, warum können manche Leute nicht zugeben, dass sie was getan haben oder Mist gebaut haben? Ist das so schwer?

Sag doch einfach: „Hey, tut mir leid, aber ich hab deine Tasse kaputt gemacht." Wird dich dein Gegenüber dafür killen? Nein! Aber klar, Schuld sind immer nur die anderen, nie man selber! Kennst du auch Menschen, die immer anderen die Schuld für etwas geben? Menschen, die vor anderen nie einen Fehler eingestehen können? Menschen, denen niemals das Wörtchen „Entschuldigung" oder der Satz „Das war mein Fehler" über die Lippen kommt?

Ich frag mich halt echt, wozu? Das ist doch das gleiche mit dem ehrlich sein – alles kommt irgendwann raus! Was steckt denn hinter dem Verhalten? Fehler nicht eingestehen zu können? Manche sind Perfektionisten. Okay. Dann ist es einfach schwer, einen Fehler zuzugeben. Fehler sind für ihr Selbstwertgefühl bedrohlich. Deshalb tun sie alles, ihre Fehler zu leugnen. Sie rechtfertigen sich vor sich selbst. „Ich war es nicht. Wenn die Umstände nicht ..., dann hätte ich nicht ..."
Die Angst vor Fehlern kann auch zum Gegenangriff führen: „Ich bin nicht schuld, wenn du ... nicht, dann wäre das nicht passiert."

Genau – schieb einfach alles auf die anderen!! Ist klar, ne? Wenn du nicht beim letzten Mal so blöd reagiert hättest, hätte ich es dir gesagt ...! Sie machen anderen Vorwürfe und geben diesem die Schuld. Hierdurch entstehen doch nur Konflikte und die Beziehung leidet. Damit nehmen sie sich auch die Chance, neues Verhalten zu lernen und Fehler zu korrigieren.
Schau doch mal in den Spiegel, und gib zu, dass du etwas falsch gemacht hast!
182

Andere hingegen sind der Überzeugung, die Anerkennung anderer zu benötigen. Deshalb müssen sie anderen gegenüber ihre Fehler verbergen und leugnen. Außerdem müssen sie ständig auf der Hut sein, dass niemand sie auf ihre Fehler anspricht. Auch hierbei können die Fehler nicht korrigiert werden.

Wehe wenn man sie drauf anspricht oder ihnen einen Rat gibt! Nein, geht ja gar nicht, denn alle um dich rum sind böse und wollen auch nur Böses!

Jeder Fehler, aus dem wir lernen, ist ein Erfolg.

Menschen, die Angst haben, zu ihren Fehlern zu stehen, haben ein geringes Selbstvertrauen. Sie sehen sich als minderwertig und fehlerhaft an, fordern von sich, zumindest nach außen hin perfekt sein zu müssen. Aber zu welchem Preis? Sein Leben lang lügen und Dinge leugnen?

Für sie sind Menschen, die einen Fehler machen, generell unfähig und ablehnenswert. Sie projizieren ihre Selbstablehnung in ihre Umwelt hinein. Einen Fehler einzugestehen, birgt für sie das Risiko, abgelehnt und als Versager gesehen zu werden. Die Leugnung ihrer Fehler ist ein Selbstschutz.

Jetzt aber mal im Ernst, wie geht man mit solchen Menschen um, die keine Fehler zugeben?

Menschen, die keine Fehler zugeben können, sind eine Herausforderung für ihr Umfeld. Es wird dich viel Kraft und bewusste Anstrengung kosten, mit ihnen umzugehen. Und es kostet auch viel Nerven. Schlimm ist nur, wenn man dann ein Kind heranzieht, dass nicht weiß, ob so ein Verhalten richtig oder falsch ist, und das Kind sich auch so etwas aneignet.

Dann kann man nämlich das Kind fragen: „Hast du die Couch mit Nagellackentferner vollgesaut?" Und das Kind wird, ohne mit der Wimper zu zücken lügen und sagen: „Nein, ich war das nicht." – und das, obwohl man ganz genau weiß, dass es niemand andres hätte sein können.

Also gut, hier mal ein paar Tipps, wie wir mit diesen Leuten in unserem Umfeld umgehen können:

1.   Sei ein Vorbild – Stehe zu deinen Fehlern und mache auch deutlich, dass ein Fehler niemals die Erfolge und positiven Verhaltensweisen der Vergangenheit in Frage stellen könnte.

2.   Suche nach den Ursachen – Wenn etwas schief läuft, versuche mit dem Partner herauszufinden, wie es dazu kam.

3.   Begegne deinem Gegenüber mit Achtung – Entwickle innerlich die Einstellung, dass jeder Mensch Fehler macht und kein Mensch absichtlich Fehler macht. Dein Gegenüber hat Angst, abgelehnt, kritisiert oder „kleingemacht" zu werden, deshalb fällt es ihm schwer, Fehler einzugestehen.

4.   Verzeihe Fehler und nutze die Schwächen nicht aus – Möglicherweise hat dein Kumpel schlechte Erfahrungen damit gemacht, zu seinen Fehlern zu stehen. Auslachen, ständiges Darauf-Herum-Hacken, bei anderen über den Betroffenen herziehen, zukünftiges Vertrauen in die Fähigkeiten reduzieren - sind menschliche, aber keine hilfreichen Reaktionen.

5.   Teile deine Enttäuschung mit – Sag ihm oder ihr, dass er die Situation falsch darstellt, denn: „Aus meiner Sicht habe ich das so … erlebt." Vermeide aber Vorwürfe, Wutausbrüche und Abwertungen.

Fazit.

Mit Sicherheit gibt es noch so viele andere Situation, wo man meint „Ich kann das nicht" aber ein anderer denkt, „Tu's doch einfach!".

Ich hoffe, das Lesen hat euch Spaß gemacht und ihr fühlt euch in manchen Dingen inspiriert, euch einfach zu trauen und es einfach zu tun.

Wie immer möchte ich mich noch bei meinem Mann bedanken, bei meiner Familie, und all meinen Freunden, die mich immer unterstützen!

Ebenso danke ich meinen Arbeitskollegen und allen, die an mich glauben!

Fotograf: Christian Barthel
Model: Aline Nadig, Stefanie Müller

2. Auflage – Text wurde nicht verändert